「本」を遊ぶ

神田橋條治

書評集

創元社

まえがき

星新一のショート・ショートに酔っていた時期があった。川柳・駄洒落への嗜癖は久しい。つまるところ、軽薄短小が馴染みの世界であり、重厚壮大な古典など洋の東西を問わず読み終えたことがない。恥ずかしい。

書く立場になっても、盆景のような世界に小賢しい細工をする遊びが性に合っていて、楽しい。

比較的出来がよいと思うものは『発想の航跡』に収載した。しばらく経つと傍に置いていた不出来なものにもそれゆえの愛らしさを感じ、場を与えてみたくなった。散逸して迷子になっているものも多い。文章たちをまとめることができたのは、九州大学医学部精神科の後輩として礼をつくしてくださる黒木俊秀先生、さらには嘉嶋領子さんの尽力による。おふたりに感謝します。創元社の渡辺明美さんがボクの気持ちを酌んで、すてきな装幀を用意してくださった。そうなると出来がよいと見なされた兄弟が少し可哀想にも思え、表題だけを参加させてやることとした。親馬鹿の所業である。だらだらと並んでいるのでメリハリをつけるべく、『発想の航跡』の時代区分を援用した。少しは締りが出ただろうか。

「本」を遊ぶ　目次（＊は表題のみ）

五、実務と指導の日々（一九八八〜九五）

六、還暦（一九九六～二〇〇一）

七、蝶のように（二〇〇二〜〇五）

八、古稀（二〇〇六〜）

装幀　濱崎実幸

「本」を遊ぶ――神田橋條治書評集

お断り

一、タイトルおよび本文内に「精神分裂病」という表記が出てくる箇所がありますが、書評という性格上、改めることはしませんでした。

二、本書は、さまざまな雑誌や書籍に、著者がそのときそのときに感じたこと、連想したこと、考えたことを綴ったものですので、本書収録にあたっても、折々の文体や雰囲気を尊重し、一部の表記や誤字以外は原則としてそのままとしました。

三、本書には、本のタイトルと書誌データのみが記載されているものがあります（目次の表題に＊のついているもの）。それらの本文は、岩崎学術出版社刊『発想の航跡』あるいは『発想の航跡2』に収載されていますので、関心をもたれる読者はそちらをご参照ください。

四、同じ書物の書評が複数ある場合は、本書に掲載したもの以外は表題のみを挙げておきました。書評文の内容は同じではありませんので、ご興味がおありの方は、初出情報をもとにオリジナルをご参照ください。

一、ロンドン体験（一九七一～七三）

雛の時代（一九六二〜六七）、動乱の時代（一九六八〜七〇）にはさすがに遊びの文章はない。ただしこの時代に湧き立ち揺れ動いた思いや言葉が、ロンドン留学の体験により結実した。以下の二篇はボクの発育史の中で重い。

『フロイト――その自我の軌跡』書評

小此木啓吾著、日本放送出版協会、一九七三(初出「精神医学」一五(九)、一〇一四〜一〇一五頁、一九七三)

＊

「理想――あるときは治療を助け、あるときは邪魔するもの」

J・H・パデル講演　神田橋條治訳(初出「精神分析研究」一八(四)、一一九〜一二九頁、一九七三)

二、心を閉ざすことへの注目（一九七四～七八）

ロンドン体験の結実が、治療技法へとボクを導いた。「心を閉ざすことへの注目」がその中核となった。治癒は個人の内界で進むものであり、それを外から援助するのが技法であるとの姿勢が固まった。その結果、二つの方向が生じた。ひとつは理論体系から遠ざかることであり、いまひとつは身体医学への関心であった。身体医学を忌避して精神療法を志した人生の転回であった。

『精神分裂病の精神分析——技法と理論』訳者序
ハイマン・スポトニッツ著、神田橋條治・坂口信貴訳、岩崎学術出版社、一九七四

＊

『現代精神医学の概念』書評
H・S・サリヴァン著、中井久夫・山口隆訳、みすず書房、一九七六(初出「精神分析研究」二二(二)、七七〜七八頁、一九七八)

三、スタイルの完成（一九七九～八四）

大学生活の最後の五年間である。個人としてはもがきの時期であり、心通う仲間たちと真剣に遊んだ時期であり、ボクの人生の最も輝いた時期である。ただし周辺の眉をひそめさせる輝きでもあった。

『向精神薬』書評

H・M・ファン・プラーク著、加藤信訳、星和書店、一九七九

かつて、向精神薬は光明であった。新しい薬剤の登場を、精神科医が、胸ときめかせて迎えた時代があった。興奮が静まって、今日の臨床医は、棚いっぱいの向情神薬を前にして、困惑状態にある。目前の一人の患者に、どの薬剤を選んで処方したらよいかの基準を、何も持ちあわせていないことに気づいたからである。ついに、ある精神科医は、意を決して、自分の経験だけを頼りに、自分独自の、お好み処方に居直り、他の薬剤には目をくれないという、パラノイア的姿勢で、困惑状態を乗り越えようとしている。また、ある精神科医は、患者の状態改善への祈りをこめて、五種も六種もの向精神薬のカクテルを処方する道を選んでいる。いずれの道をとった精神科医も、次第に、向精神薬への信頼を失い、むしろ飽き飽きし、しかし、それなしでは日々の営みがなりたたないという、嗜癖の世界へ移ってゆこうとしている。精神科医療の中へ、再び、治療についてのニヒリズムが、復活しようとしている。

各種向精神薬を前にして、臨床精神科医が陥る困惑は、洞察の一種なのかもしれない。行動と、言葉の形式と意味とを介して、病態を評価し考察する作業をおこないつつ同時

に生化学的概念で評価し考察されるべき化学物質を処方する作業をおこなっている自分を省るとき、困惑に陥らない方が、不思議であろう。抗不安作用、抗幻覚作用など、日常馴れ親しんで使っている用語が、実はどのような内容を持っているのかと自問すると、精神科医を廃業したくならないでもない。

プラーク教授は、この（一九七九年）三月来日され、各地で、向精神薬の薬理に関する、講演をされたので、きかれた方も多いかもしれない。そして、生物学的精神医学の、尖端的研究者のイメージを持たれる方も多いかもしれない。本書は、そうした想像とは、まったくかけ離れた、臨床家としてのプラーク教授によって書かれた、実際的な本である。

おそらくプラーク教授は、自ら、前述の困惑状態を体験し、そこから抜けだそうと、正面きって、格闘しておられるのであろう。教授は本書の中で、向精神薬の登場により、精神医学体系全体が修正されねばならないと主張しておられるようである。向精神薬とその研究が生みだした知見とを、組みこむためには、病因論、診断学のところまで遡って考えねばならないのは当然であろう。それ故、本書は、向精神薬についての本ではなく、向精神薬を手にし、処方する作業をしている臨床精神科医のための、精神医学の教科書となってしまっている。プラーク教授のこの雄大なロマンが、本書の中で成功しているか否かについては、種々の評価が下されるであろうが、木に竹をついで体裁だけを整えている類書と比較するとき、格段のすがすがしさがある。

精神医学体系の再統合を試みるにあたって、プラーク教授が足場にしているのは、脳内モノアミンの役割に関する最近の知見と仮説とである。本書でも一章をもうけて、かなりくわしく記述しておられる。この領域での研究は、おそらく、日進月歩であろうから、プラーク教授の紹介している諸説も、ほどなく、訂正されてゆくのであろうが、臨床家が、薬物を使用するにあたって、頭に留め指針とするには、当分充分な内容であろう。この領域について暗い評者にとっては、まことに手頃な、卒後教育読本であった。

個々の薬剤についての記述も、充分に広く、歴史的ブロム剤からスルピリド（Sulpiride）までをカバーしている。そのため、薬剤それぞれについて、記述されている内容は多くない。しかし、能書の洪水を何とか泳ぎ抜けようとするわれわれにとって、その薬剤の基本的特徴だけを挙げた簡潔な記述が、かえって、有用であるかもしれない。

最後に、この本は一九七八年初版である。おそらく最も新しい、向精神薬についての本である。それが、わずか数ヵ月後に、訳書として出版されているのである。この軽業のような芸当にもかかわらず、訳文は正確で読みやすい。驚くべきことと言わねばならない。

読み進むにつれて、ニヒリズムの霧が薄れ、明日からまた、診療の工夫をしてみようという新鮮な意欲が起こって来るとしたら、そして、パラノイア的お好み処方や、無定見なカクテル処方といった病的状態から、少しでも抜けだせるならば、一二、〇〇〇円という出費は、決して過大ではないと考えてみたりする。（初出「九州神経精神医学」二五㈠、九五〜九六頁、一九七九）

追想　精神科医療の現状は、三〇年前のこの文章がほとんど古ぼけることなく、批判として妥当である。そのことが悲しい。誰に、何に現状の責任を負わせたらいいのか、これから病者はどうしたらいいのか。

＊　＊

『想像と現実』読者のために

C・ライクロフト著、神田橋條治・石川元訳、岩崎学術出版社、一九七九

＊

『治療論からみた退行――基底欠損の精神分析』書評

M・バリント著、中井久夫訳、金剛出版、一九七八（初出「精神分析研究」二五㈡、八四〜八五頁、一九八一）

『最新精神科薬物療法』書評

松本啓・松下兼介・榎本貞保著、医学出版社、一九八一

向精神薬に関する本は、その原著者が外国人である場合、どうも、日常の治療の場での手引き書として使いにくい。わが国で発売されていない薬物があったり、商品名がわが国のものと異なっていたりするからだけでなく、どうも、処方量が、われわれの常識と大きくずれていることが多いからである。もちろん、そうした処方量を読むことで、われわれの習慣化している処方量の常識を再検討する機会になることもあるが、どうも、多くの場合、日本人患者と外国人患者との薬剤への感受性の差を想定した方がよいようである。あるいは、治療目標に差があるせいかもしれない。そうした事情があるので、日常臨床の手引き書としては、わが国の患者についての経験をもとに書かれた本が望まれる。

本書は、「日常、臨床にたずさわっている精神科医が、多忙な仕事の合間に……少しの時間をさけば、これらの向精神薬についての概要を知り、すぐに実地に応用できることを目的として」書かれている。そして、その目的は充分に達せられているように思われる。成功の最大の理由は読者に対する親切心である。精神科医が出会うほとんどの疾

患について、簡潔で平易な文章で、薬物選択、使用上の注意、を述べるとともに、折にふれて、薬物以外の処置や配慮にも触れている。そして、多くの場合、具体的処方例が添えられている。読んでいると、実際にベッドサイドで指導をうけているような気分にさせられる。処方例もわれわれの日頃の習慣となじむような薬剤選択と投与量であり違和感がない。若い精神科医や、日頃同僚と交流する機会の乏しい多忙な臨床家にはことに有益な本であるように思われる。今後、ぜひ版を重ねられ、改訂を重ねられ、精神科薬物療法の手引き書のスタンダードへと育てあげてほしいと思う。

そのような期待があるので、以下に、内容を紹介しながら、二、三の注文を記すことにする。

第一章は、中枢神経伝達物質の代謝や向精神薬の作用に関する最新の知識の紹介である。近年の研究の爆発的進展からみると、ごく表面的な記述なのかもしれないが、それでもこの第一章は本書の中で不釣合に重い、本書の目的から考えると、啓蒙的解説あるいは、以後の章の記述の理解を助ける予備知識の程度の記述が望ましいように思う。

第二章は、向精神薬の分類、第三章は、向精神薬の使い方の総論であり、ともに数頁に要領よくまとめられている。もっとも、第三章は、圧縮されすぎの観がある。改訂の機会には、松本教授のお考えをいますこしお示しいただきたいと思う。

第四章は、状態像に対する薬物療法で、第五章は疾患名別の薬物療法である。当然、記述には重復が多いが、手引き書として利用する者にとっては、この構成は重宝である。なお、本書の中では第四章が最も栄養価が高いので、多忙な人でも、この章だけは通読されることをお奨めする。

第六章は、副作用について、第七章はISTと持続睡眠療法についてである。付録として、向精神薬、抗パーキンソン剤、抗てんかん剤の一覧表がつけられている。

本書は二五〇頁ほどの小冊子でありながら、前述のように精神科医のおこなう薬物療法のほとんど全領域をカバーしている。したがって、当然、概要を知らせることが目的となっている。また、文献はつけられていない。そうした方針は充分納得できるものであるが、読者の勉強を助けるために、各章に、推薦図書や、重要な文献（臨床家の勉強のための）を添えてくださるとありがたいと思う。第六章、第七章には、ことにそれが必要であるように思う。

最後に、類書に比して価格が安いために、内容まで安直だと誤解されることがありはしないかと一寸気になる。どうぞ、読んでから評価してほしい。（初出「九州神経精神医学」二七(二)、二六六頁、一九八一）

追想　ＤＳＭとＥＢＭの暴威の下では、このような数人が経験を語る形の指導は許されなくなった。医療はついに数価に屈した。アートではなくなった。効率化の要請の下では医療者の動きは産業ロボットに似てきた。狭義の芸術も追従するだろうか。そのような数価支配ユートピアを想像してみよう。

＊　＊

『心身症――葛藤としての病２』書評

アレクサンダー・ミッチャーリヒ著、中野良平・大西道生・奥村武久訳、法政大学出版局、一九八三

この訳書はアレクサンダー・ミッチャーリヒ（Alexander Mitscherlich）の Krankheit als Konflikt-Studien zur Psychosomatishen Medizin の第二巻（一九六七年）の全訳です。第一巻（一九六六年）は、すでに同じ中野良平先生らの訳書として、一九七三年に出ています（法政大学出版局）。原著者の序によると、第三巻まで出される予定だったらしいのですが、実際に出版されたのでしょうか。訳者あとがきをみても、何も触れられていません。原著が書かれてから、一六年たって、訳書が出版されたのです。永い年月です。この

間、色々なことがありました。精神分析の流行も移りました。ことに、わが国では、対象関係論が主流となりました。論はライムソーダの爽やかさを帯び、誰にもうけ入れやすいものとなり、何よりも治療の現場で有用なものとなりました。反面、かかわりあいの姿と、認知機能の発達とに注意が集中し、リビドー論、ことにその量的側面はあまり目を向けてもらえなくなりました。リビドー、とか本能（Instinkt）とかの概念は、精神分析が心と身とを関連づけて思い弁じていたころには、とても大切にされていたのです。ですから、そうしたものをすこし傍へ置くようになったことと、精神分析が、心身医学のリーダーの地位から引退したこととは、同じ現象なのです。いま、心身医学は、新しいパラダイムを求めて、模索と低迷の季節にあるようです。

このような時節に、一六年前のミッチャーリッヒの論を読むと、ニューオーリンズ・ジャズを聴く思いがします。わたくしの郷愁もさることながら、なにより、盛られている毒々しさが、精神分析本流という味わいを醸しだすのです。「精神分析が語る論は、聴き手の中に、反撥と生理的不快感とをひき起す要素が、いくらか盛られているものである。それがフロイト以来の本流である」とわたくしは勝手に思いこんでいるのですが、ミッチャーリッヒの論は、その味が濃いのです。彼が、いたるところで、ドイツ医学会で軽視され続けている、被抑圧者としての怨念を書きつらねているのが、いっそう雰囲気を盛りあげてもいます。

ミッチャーリッヒは、「治療の場合は二元論でゆかざるを得ない」としながらも、それは治療のための方便であり、本質的には「身体的過程と心的過程とは……元々一つの興奮過程の二つの側面なのである」という立場をとります。そして、この「心‐身の同時性」という、原始統一体が、どのように歪められてくるかを論じています。歪みは、幼児期からの生育史のなかでの環境とのかかわりで生じてきます。その際、歪みの具合は、単に環境の質だけで決まるのではなく、その幼児の原始統一体の素質、感受性によって大きく左右されます。つまり心と体と体と心とがさまざまにからみあう、「身心‐心身現象」というものがあるのです。ですから「自我の能力も、一部は生れつきの質の違いと考えねばならない」のです。

原始統一体の歪みは、みかけ上、まず心の側に起こってきて、体験の多くが、意識から排除されたり、違った風に意識されたりするようになります。しかしその状態でも無意識化された心と身体との同時性は維持されています。そして、心の葛藤として解消されることが難しいとき、身が病み、身が癒されることで、心の葛藤も解消されるという魔法が起こることもあるのです。「病気は、危機からその解消へ至る結末において、その個人の人生の危機をも克服しているのである。……高度な知性が役立たない場合には、生物学的知性への退行の可能性があるということ、更に、この退行は、それを克服すると自我能力の強化の助けになる……」

ところが、この心－身同時性のあらわれとしての心身症の段階から、さらに重症となり、この統一体がもはや絶望的危機にさらされると、一種のトカゲの尻尾切りがおこなわれます。「病気や局所症状を代償として、精神身体的人格の全構造が崩壊するのをくい止める」これは「心身同時現象の断裂」であり、不可逆的病変として慢性化することになります。このように述べているからといって、ミッチャーリッヒが原始統一体を理想化しているわけではありません。環境とのかかわりあいで心が歪んでくる過程は広い見地からは「脱身体化は文化の要請に従う」のでありそうした妥協的適応が起こるのは人間が集団生活を送る以上しかたないことだと諦めています。また原始統一体に戻る退行という、治療機制に大きく期待しているわけでもありません。「退行という行為によっては原始的幼時的な心身的全環境を再び得ることはできない」からです。このようにミッチャーリッヒの論にはあまり明るい出口は示されていません。そうしたペシミスティックな人間観がいうにいわれぬ変態的魅力となってフロイト本流の雰囲気を造っているのです。治療について示していることといえば結局、明るみに出す（意識化）というフロイトの公式を出ません。そして明るみに出したところで非常に明るい未来が約束されるわけでもありません。

精神分析が専ら心に目を向けるようになっている昨今、外の世界では、身体論がかまびすしく言いたてられるようになっています。そのような風潮に心を寄せる若い会員の方には、ニューオーリンズ・ジャズが、かえって、新鮮に響くかもしれません。また、上に紹介した論を、中井久夫先生の統合失調症論と重ねあわせて読まれる方もあるかもしれません。温故知新とか、流行はくりかえすとかの感慨を持つ年輩の方があってもよいでしょう。さらにこうしたペシミスティックな論を読むと、治療、治療と熱中して頭に血がのぼっているときは、氷枕の作用があり、かえって新しい視点がひらけるということもあるものです。

第一巻の晦渋な日本文にくらべ、この第二巻の訳文は、格段に上質です。両訳書の間に横たわる一〇年という歳月の重味です。それでも、まだ、首をかしげる訳文があります。章によって、差があるような気がするので、どの章をどなたが訳されたのか知りたい気がしましたが、訳者あとがきに、何も触れられていません。第一巻の場合もそうでした。共訳者間の相互作用が明るみに出されていないのです。（初出「精神分析研究」二七(五)、三二五〜三二六頁、一九八四）

追想　久し振りに読んでみると、これは『「現場からの治療論」という物語』と通底していることがわかる。「天が下に新しきなにごともなし」と改めて思う。

＊　＊

『ミルトン・エリクソンの心理療法セミナー』書評

ミルトン・エリクソン〔述〕、ジェフリー・K・ゼイク編、成瀬悟策監訳、宮田敬一訳、星和書店、一九八四

おそらく二〇世紀最高の心理治療者であるミルトン・エリクソン(Milton Erickson)のmiraculousな治療の様子は、一九七三年、ジェイ・ヘイリー(Jay Haley)著Uncommon Therapyにより、広く知られるようになった。エリクソンの治療は、まるで魔法をみるようである。一見したところ、とうてい伝達可能な技術であるとは思えない。それに、彼自身によって書かれた解説書は一冊もない。エリクソンは、一九四〇年代すでに、アメリカ催眠学会における中心人物であり、一九八〇年に死去するまで、催眠をつかって治療をおこなった人ということになっている。しかし、本書を一読されるとわかるように、彼の心理療法では、催眠と非催眠との境界が消えている。それどころか、自他の

境界も、言語と非言語との境界も消滅した場が、彼によってしつらえられる。そしてその場の中で、彼が、常に強力で、常に論理的で、常に正しい選択をすると信じる意識下の力が賦活され、鼓舞される。その意識下の力に導かれて、患者が袋小路を抜け出たとき、私たちの目には魔法とみえるのだが、エリクソンにとっては、至極当然で論理的結末であるらしい。本書は、死の一年前エリクソン宅でおこなわれた、一週間のセミナーをビデオに納め、忠実に再現したものであり、前後に少しばかりの解説が付されている。晩年のエリクソンの最も身近な弟子であったツァイク（Zeig,J.）による解説を読むと、エリクソンが面接の中で示す言葉、沈黙、身振り、声音などがすべて、その場の治療作業の目的に沿って、論理的に組みあげられているらしいことがわかる。ただし、その論理は意識下界の論理である。それを意識界の論理であるところの理論として表現するには、膨大な言葉がつかわれることになり、そうしてみたところで、書きつくせるものではないであろう。その結果、エリクソンは技法の解説書を書くことができず、理論に依っておこなわれる心理治療はあまりに画一的であり、論理があまりに粗雑であり、効果が薄いと考えるに至る。彼がその代表とみなすのは、もちろん精神分析であり、本書の中で語られる精神分析の姿は、私にとり苦い良薬である。

成瀬悟策先生が give up した翻訳に、とり組んだ勇気は光るものである。しかし、催眠と非催眠、自と他、意識と意識下、言語と非言語それらすべての境界を貫通するように語り振舞う姿を日本語に置きかえるには、その水準での日本語のセンスが必要である。それはとりもなおさず、訳者がエリクソンに似た場を造る能力を持つということである。自らの観察と知恵以外の何物にも依ることもなく、瞬間の論理で治療をおこなったエリクソンに訳者が近づくにつれて、本書を改訳したい欲求が押さえ切れないものとなるであろう。そのときはじめて、本書は訳者宮田敬一氏の原点となろう。その日が待たれる。それはともかく、読者の中に、必要な混乱(confusion)が生じてくる、そのような貴重な本であることを確信する。(初出「季刊精神療法」一一(三)、二九〇〜二九一頁、一九八五)

追想　エリクソンの技術に近づきたいと切望していた当時のボクは、エリクソンに近づく人をライバル視する心境にあったようだ。それが書評の彩りになっている。

四、老いへ向けて（一九八五〜八八）

大学を去って病院勤務医となって、急に連想が豊かになった。遊び心で文章を書いたり、しゃべったりできるようになった。不思議なことに、その方が鑑識眼が鋭くなったような気がする。正しさにこだわると感性が鈍くなるのかもしれないと思う。

『中井久夫著作集――精神医学の経験1　分裂病』書評
中井久夫著、岩崎学術出版社、一九八四（初出「教育と医学」三三㈠、一〇三頁、一九八五）

＊

『図説臨床精神分析学』書評
前田重治著、誠信書房、一九八五（初出「精神分析研究」二九㈤、三四五〜三四六頁、一九八六）

＊

『心身症と心身医学――精神科医の眼』書評
成田善弘著、岩波書店、一九八六（初出「季刊精神療法」一三㈡、一八三頁、一九八七）

＊

『「甘え」の周辺』書評
土居健郎著、弘文堂、一九八七（初出「季刊精神療法」一三㈣、三九五〜三九六頁、一九八七）

＊

「精神療法の初老期」エッセイ
（初出「学術通信」一〇、一九八七）

＊

『自由連想――過程として方法として』訳者あとがき

A・O・クリス著、神田橋條治・藤川尚宏訳、岩崎学術出版社、一九八七

＊

『「意地」の心理』書評

佐竹洋人・中井久夫編、創元社、一九八七（初出「季刊精神療法」一四㈢、三〇五～三〇六頁、一九八八）

五、実務と指導の日々（一九八八〜九五）

花クリニックでの臨床指導にはじまって、ボクはあちこちで公開スーパービジョンをするようになった。正しいか否かに拘泥することなく、エキスパートオピニオンとして口から出まかせを語るようになった。それは文章にも及んだ。

『境界パーソナリティ障害――その臨床病理と治療』書評

J・G・ガンダーソン著、松本雅彦・石坂好樹・金吉晴訳、岩崎学術出版社、一九八八

書評を書く際の基底にある姿勢あるいは気分は、対象としている本をどの程度の熱心さで推奨しようかという見積もりであるように思う。その見積もりに調和するような言い回しと強調とで、書評は書き進められる。

その点、この本の書評作業は気分として困難である。見積もり作業にジレンマが生じるからである。まず、一方に、本書の内容の深さ・広がり・雰囲気の好ましさゆえに、多くの人々に本書を推奨したい気分がある。他方、直訳調の訳文の生硬さゆえに、推奨することで多くの人々に難行を強いることになるのはいやだなあという気分がある。このジレンマはとうてい整理できないものであるので、わたくしの基底気分は分裂せざるをえない。無理に整理せず、分裂した気分をそのままに作業を進めるのが実際的であろう。

本書の雰囲気の好ましさは、著者の基本姿勢にある。著者は精神分析医であり、著者が考えを進めてゆく際の道具としているものは精神分析的な認識・思考の習慣である。にもかかわらず、境界パーソナリティ障害というテーマに取り組む際の著者の基本姿勢

は、純臨床的である。著者は「(a)境界パーソナリティの原因と治療法は多元的なものであり、まだ十分には理解されていないこと、(b)原因と治療法に関して心理学的要素と生物学的要素の両者があるのはほぼ確実であること、(c)心理学的要素と生物学的要素の相対的役割は、病態を説明するうえでも治療のうえでも患者によって異なること、(d)精神療法も薬物療法も共通の背景、要するに安定した支持的関係の確立をもつこと」という姿勢で、論述を進めている。さらに本書は治療的観点から書かれており、境界パーソナリティ障害の治療に関する実践的智恵に溢れているにもかかわらず、著者は治療成果についてバラ色の像を描いたりはしない。「治療のうまくいったボーダーライン患者は健康ではないし、典型的な精神神経症にもならない、彼らは前よりも社会的に適応しているが、しかし依然として傷つきやすい人間である。したがって……葛藤の解決とその結果もたらされる発達段階の前進を考える治療成功モデルは、的確なものではなさそうである。」という。こうした、著者の基本的考えは、この種の患者との治療的関わりであるていどの成果をあげえてきた実務家の多くにとって、共有認識である。それは、熱意と希望とが挫折しつづけた歴史の苦みと、ささやかな成果への自負とが、十分整理されないままこめられているように見える。

そうした臨床的コモンセンスの視点に拠って進められる著者の論述は当然、多面的・

折衷的なものとなる。治療法として役立つものは何でも利用しようという現場での姿勢は勿論のこと、精神療法における立場や理解の枠組みについても、ボーダーラインについてのこれまでの研究や理論を広範に引用紹介している。それゆえ本書は、ボーダーラインと呼ばれる状態についての過去の文献の展望という機能ももっている。この展望のなかで、われわれに馴染みある多くの理論家や治療者の主張がとりあげられ、検討される。検討に際し用いられる尺度は、実務家としてのコモンセンスの視点である。したがってこの展望は臨床的コモンセンスの視点からの批判的展望となる。その中で浮き彫りにされてくるのは、これまでの論者が、自分の発見や治療法の新工夫をやや過大に評価し、すっきりした、それだけに単純化しすぎた論を展開している姿である。著者は随所で他者の業績を紹介し正の評価を与えるとともに、その妥当性を限定する。臨床の場の事実に合致する考えはごく僅かの部分であっても汲み上げよう、とする姿勢が伝わってくる。

そうした多面的・折衷的姿勢は当然、著者自身の理論体系の構築を不可能にする。せいぜい著者が提示する理論図式といえば、変転きわまりないボーダーライン患者の状態に見当をつけるための三段階レベル分けの図式である。第一のレベルは対象を得て支えられている状態であり、このときのボーダーライン患者は受け身・抑うつ・無力の状態にある。第二のレベルは対象関係の不安定が露呈している状態であり、このときのボーダーライン患者は、怒り・対象操作で荒れ狂う。第三のレベルは対象関係を見失った状態であり、このときのボーダーライン患者は精神病類似の現実性喪失の中にある。そして、三つの時期それぞれの治療者の働きかけを変えるという図式である。この図式はごく大雑把なもののように見えて、その実、治療の場での理論の有用性と理論図式への耽溺がもたらす不毛とについても、慎重な配慮のもとに提示されている。

そうしたことよりも何よりも、本書の最大の価値は、境界パーソナリティ障害と日々取り組んでいる治療者にとってヒント・導きとなる臨床上の智恵が充満していることである。「第5章　ボーダーライン患者の自己破壊性」「第6章　攻撃性への自我心理学的接近」「第7章　ボーダーライン患者の精神的退行」は豊饒である。

著者の論述の姿勢が上記のようであることは、訳業を著しく困難にする。正確な訳業のためには、訳者は常に著者の言辞の背後にある体験記憶を推測することで、可能なかぎり類似の日本語の単語と言い回しとを案出しなくてはならないはずである。ところが、本訳書ではその姿勢は採られていない。著者の英文を誠実に・正確に日本語に置き換えるという直訳方式が採用されている部分が多い。いくらか勘ぐって読み進むと、治療者と患者との関係のもつれあいの中における患者の主観体験を推測する論述を翻訳する際に、生硬な直訳調が顕著になるように見える。たとえば、本書の三八頁などはその典型である。幸い訳者の直訳力はとても正確であるらしく、著者の英文を推測しながら読み進むと理解不可能な部分はない。しかし、ひどく疲れる。察するところ、素訳をされたお二人がまだボーダーライン患者との関わりの経験が多くないため、著者の言辞の背後にある体験記憶を推測することができにくいという事情があるのかも知れない。しかし、監訳者である松本雅彦先生はこの領域に通暁している方である。ひょっとしたら監訳の過程で、素訳者の文章を生かすことを方針にされたのかもしれないと勘ぐり、そうした非権威的指導姿勢と本書の著者が紹介している種々の治療姿勢とを較べたら、うんと連想が拡がると思ったりする。

とはいえ、自分の治療技法を向上させようと意図するだけなら、本書を一冊読むだけで他の本は読む必要がないほどの、集大成である。幸い、訳文に誤魔化しの匂いはまったくないので、推測力をフルに回転させながら読破することは、あれこれ、漁りまわるよりは、かえって時間と労力の節約になるとも言える。（初出「九州神経精神医学」三五(一)、八九～九〇頁、一九八九）

追想　このころからボクは書評を推奨文として書くようになり、いきおい頼まれた書評は書かず、自分の持ちこみで書評を書くようになっていった。わがまま老人への道である。

＊＊

『精神療法の条件』書評

下坂幸三著、金剛出版、一九八八

昭和さいごの年、六三（一九八八）年九月に、下坂先生はライフワークの集大成である著作集『アノレクシア・ネルボーザ論考』を上梓され、ついで一一月に、おなじ金剛出版から本書を出された。つまり、両書はおなじ時期に、おなじスタッフとの作業で編まれたはずである。そして、前書が表題の雰囲気そのままに、「守るも攻めるも鉄の」学究的建造物であるのと対照的に、本書は、精神療法家としての下坂先生の口訣集である。さまざまな治療場面における下坂先生の工夫の実際が、先生の生の声でつぎからつぎへと語られる。恐らく読者はマーカーペンを片手に、それぞれ自分用の口訣を拾いあげながら読みすすむことになろう。そして、しだいに下坂先生の視点と基盤にある人柄とに馴染んでくると、学究的建造物のほうにも怖がらずに触れてみようという気にさせられるかもしれない。学術論文を読む意欲も能力もともに衰退している評者ですら、本書のあとでは、『アノレクシア・ネルボーザ論考』に目を通すことができた。そしてふと、両書を並行して編むという作業は、下坂先生ご自身にとっても、心身の活動におけるバランスを保つのに都合の良い条件となったのではないかと連想した。この思いつきが書評の基盤となった。

正確に言うと、本書は二部の構成である。前半が下坂先生の口訣であり、後半は先生を囲む若い精神療法家たちを交えての、勉強会における討論の記録である。この部分での下坂先生はとても楽しげであり、気心の知れた関係における対話、という条件のなかで語られるとき、先生の口訣は読み手の心身にも心地よくしみてくる。そして、対話を中心にした精神療法をとりまく諸条件についての目配りが、口訣の要点である。

下坂先生の視点を特徴づけるものは、バランスの感覚である。確信と熱情とに引きずられて、一応は明快な論考が提示されているとき、その明快さを得る過程で見すごしてきた反対側を拾いあげ配置するセンスである。御自身はそれを「厳密癖」と呼んでおられるが、基盤にあるのは、ときとして御自身でも持て余すほどの感性の鋭さ繊細さなのであろう。そして、先生の口訣、工夫のかなりの部分は、対話の相手が先生を怖がらずに触れてみようという気になりやすいように、鋭さの傍らに柔らかさを、繊細さの傍らにヌーボー風を、論理の傍らにあたたかな雰囲気を、と配置する工夫であるようにみえる。

先生のそうした工夫は、治療の場において確かな効果を発揮する智恵の山を築いているが、論述という条件のなかでは、エッセイ風の軽いタッチになっているだけにかえって、先生の鋭さを際立たせてしまう。バランスの感覚からの発言がときとして、ああ言えばこう言うあまのじゃくみたいな雰囲気、アンビバレンス風の外見、をつくってしまうこともある。御自身でも持て余す気になられたこともあろう。

そうした、複雑な視点のありようとはべつに、先生の鋭さ厳しさは、さりげない発言のなかから、直截的にこちらにつきささってくることも多い。例えば「第一部の諸章は……患者を面接するのと同じ机の上で書いた」という文章などは匕首の類である。

本書のなかに繰り返し登場するのは、開業の個人診療所での体験からの発言であるとの断り書きである。この言及は、「厳密癖」からのものであろうが、これほど頻繁に繰り返されると、こだわり、あるいはアイデンティティの宣言、といった雰囲気が伝わってくる。そして、先生が自宅での個人開業を決意されたときの心境、についての勘ぐりへと連想が拡がる。おそらくそのとき先生は、沸き上がる熱情に身を任されたのであろうと思う。その熱情の性質は、「六分の俠気、四分の熱」といったものであったような気がする。そして、その熱情が先生の内部で変わらずに燃え続けており、その熱清に対しては「厳密癖」は発揮されず、アンビバレントでもいらっしゃらないことが、若い人々にとっての、先生の魅力の源泉であるように思う。さらにまた、臨床における口訣というものは、著者の熱情に裏打ちされてはじめて、読者の心身にしみてゆけるのだとも思う。（初出「臨床精神医学」一八(六)、一〇一八頁、一九八九）

追想　下坂先生は、ボクを境界例の治療へといざなう契機をくださった方である。それ故、格別の親しみと畏れとあこがれを抱いておつきあい願ってきた。先生は青年の魂を保ったまま逝かれたような気がしている。

＊　＊

『夢とフォーカシング——からだによる夢解釈』書評

ユージン・T・ジェンドリン著、村山正治訳、福村出版、一九八八（新装版一九九八）

この本をちょっとでも覗いてみようという気持ち。今回はぜひ、人々の内側にそんな気持ちを膨らませるような書評を書きたい。それが、いまのわたくしの、願いです。

「夢」「フォーカシング」どちらも、それを好きな連中だけの世界さ、という決めこみのせいで、この本を手にとる人が少ないかもしれないと心配なのです。この本は、そんな限られた狭い性質のものではありません。人の「こころ」とか「いのち」とかに関心のある人なら誰でも、この本をじぶん勝手に読みすすむことができ、じぶん勝手にじぶんの中に拡がりを体験することができる、少なくとも拡がりの体験への入り口を感じとることになる、そのような性質の本なのです。つぎのような読み方ができます。(1) Let your body interpret your dreams という素敵な原題がしめすように、なにかの理論に拠ることなく、ひたすらじぶんの「からだ」に生じる「感じ」だけを頼りに、じぶんの夢を勝手に理解したり、また他の人が自身で夢を勝手に理解できるよう助けてあげたりする方法、が書かれています。(2)「夢」という、じぶんのこころの活動の産物でありながら日常のこころの活動と分けやすい「かたまり」を例にとった、「フォーカシング」法の解説として読むこともできます。なにかの理論に拠ることなく、ひたすらじぶんの「からだ」に生じる「感じ」だけを頼りに、じぶんのこころの活動を勝手に理解するやり方、この方法の見た目の手順を覚えることよりも、この方法が触れているこころの活動を「感じ」としてつかめることのほうが、多くの心理治療者にとって役立ちます。この「感じ」のつかめていない人は、どのような理論的立場に拠っていても、ヒトの心理治療者としては基礎のないままに楼閣を築いている人です。つまり、この読み方は、感受性訓練とおなじ効果があります。(3)ジェンドリンは、「私は理論が好きです」と言います。だからこそ、理論に拠らない治療技法を関発したのです。おなじように理論が好きな人なら、付録A「生きている体と夢の理論」だけ読まれてもいいでしょう。「身体の現象学」とか「心身相関論」とかの漢字一杯の論文で見かける内容が、巧みな言いまわしで説明されます。こうした哲学も、その核心が「感じ」としてつかめていなくては殻だけの理解なのだ、ということが分かります。ただ、今回の訳者はみな治療者であり、理論好きな人たちではなかったせいか、付録Aの訳は他の部分より読みづらいものになっています。(4)ジェンドリンは、アフォリズムを作るのも大好きな人のようです。コトバに淫しているところがあるのでしょう。だからこそ、心身未分化の「感じ」る機能を指す用語として、「からだ（body）」を採用してバランスをとる必要があったのでしょう。なにしろ、ページを繰るごとに素敵なアフォリズムにでくわします。それだけを拾って読みすすむという読み方も楽しいものです。誘惑の目的で、二、三挙げてみましょう。「夢の解釈は夢をみた人のプライベート空間に起こることで、会話の中には起こりません」「夢を楽しむことは、解釈することよりもずっと大切です」「隠喩は言語の自然な形態です」。読み終わるまでに、あなたは何回ニャッとするでしょう？（初出「季刊精

神療法」一五(三)、二九六〜二九七頁、一九八九)

追想　訳者村山正治先生の主催でジェンドリンを日本に招き講演会が開かれた。ボクは対話者の一人として彼に会った。「天才坊やみたいな人だ」と思った。その後、ジェンドリンの本を読むときは、その先入見で読んできた。

＊　＊

『「甘え」さまざま』書評

土居健郎著、弘文堂、一九八九

平成元年(一九八九)一二月九日、土居健郎先生の古稀をお祝いするパーティーが開かれた。その日の引き出物として、サイン入りで頂戴したのが、本書である。図らずも書評を依頼され、私にとって二重の慶びとなった。

表題が示すように、本書には、先生がちかごろ書かれたエッセイや論考が、さまざまにとり混ぜて収録されている。どれを読んでも、いつもの先生の呼吸が伝わってきて、ニコニコと幸せな心地になる。ファンであることは、幸せで可愛いことである。だが、書評であるから、どこか焦点を定めなくてはならない。さいわい、本書には、専門的な二つの主題がある。その一つは、先生が一貫して追求してこられた、精神分析の方法論である。「第九章、精神分析と曖昧さ」「第十章、精神分析の方法論について」で先生は、精神分析は判定作業ではなくディアレクティーク（問答法）であり、精神分析理論は物差しではなくディアレクティークに際しての着眼点を集めた仮説体系である、との結論に到達された自分史を展望される。

いま一つの主題は、「第六章、甘え理論再考」である。これは、岩波書店の「図書」誌上での、竹友安彦先生との問答である。したがって、竹友先生の論考（「思想」一九八八、No.768と一九八九、No.779）をあわせ読まれるようお勧めする。そして、お二人が何を共有し、どこで対立し、そしてなによりどこですれ違っておられるかを正確に把握するとよい。「論」の世界の住人であるための資質の、自己テストとなる。私は脳が過熱したようになり、途中で降参してしまった。そして、漠然とした雰囲気をとらえるのが精一杯の脳が、次のような連想を生んだ。

(1)そこに、二大氷山の衝突の雰囲気がある。(2)ぶつかりあっている「論」は水面下に巨大な精神の蓄積を踏まえている。むしろ、論の本体は pre-verbal な領域において造られる。それをコトバで粗雑に描写したのが「論」である。本体たる水面下の蓄積を持たず、単にコトバを組み合わせて造った「論のごときもの」には、氷山の雰囲気がない。(3)長期にわたっての蓄積を用意するのは「なかなか納得できない」が「何とかして納得したい」という、知性の葛藤であるらしい。御当人たちにとっては、けっこう厄介な葛藤であろう。おそらく、その葛藤は、「本当のところを知りたい」というやや情動的欲求に由来するのであろう。

最近私は、『精神分析』（講談社学術文庫、一、一〇三円）という土居先生が三五歳のとき書かれた本の再版を読んだ。これは、いまでも、精神分析を学ぶ者にとって、第一級の「考えさせる」本である。そこには、上記の知性の葛藤が躍動している。私は、三五が七〇の半分であると気づいて、やたら喜んだ。ファンだけが共有する「論外」の世界である。（初出「季刊精神療法」一六㈢、二七四〜二七五頁、一九九〇）

追想　先生の古稀のお祝いの前夜、ボクは不思議な夢をみた。それをお祝いのスピーチで披露した。参加された方で覚えておられる向きもあるかもしれない。ボクにとって宝物の夢なので、ここには書かない。

＊　＊

「ボーダーレス時代の精神療法家」　エッセイ

はじめにジョークをひとつ。「われわれが疾病分類の確立やボーダーラインの輪郭の明確化や専門資格基準の樹立に懸命になっているあいだに、ボーダーレスの時代が到来した。世のいたるところで壁は崩れ境界は曖昧となり、異なるとされてきた二つの世界は相互に乗り入れ、権威は放棄された。集合無意識が動いているのか」。

人々は差別を糾弾するだけでなく、区別という作業がそのうち差別を生むのだということに気づいた。名称の区別は放棄され、機能の専有領域は放棄された。男子は嬉々として厨房に入るようになった。

プロとアマの区別も曖昧となった。オリンピック競技にプロの参加が認められる気運だけでなく、アマチュア選手の金銭授受への規制も有名無実のものとなった。そうした、言わば形式面での区別撤廃だけでなく、実力の面でもプロとアマの差が明瞭でなくなってきている。アマチュア球団から移籍したばかりのピッチャーに、生えぬきのプロ野球選手がバタバタ三振にうちとられ、それをことさら恥じ入る様子はない。

立場の面でも実態の面でも、「本職」「素人衆」といった言葉は死語となった。

原初において、おそらく機能分担の過程で「専門家」というものが生まれてきた。素人衆よりも狭く限定された世界に専ら従事することで、専門家は素人衆と異なる二つの特徴を肥大させてきた。そのひとつは特殊な技量を身に具えることであり、いまひとつは特殊な情報を専有することである。

原初においては、肥大してきた専門家の両特徴も素人衆の持つ技量や情報と地続きのものであった。木登り上手とか、器具の作りの方法とかであった。つまり、素人衆の技量や知識と、程度の差に過ぎなかった。その段階では、大きな問題は生じなかった。しかしほどなく、程度の差は急速に増大し、質の差とみなされるまでになった。素人衆の世界と断裂が生じた。断裂の結果は、技量の場合と情報の場合とで微妙な違いがあった。はじめ素人衆の側の応対が異なったからである。そして、専門家の側がその素人衆の対応を受け入れたからである。

専門家の特殊技量に対して、素人衆は「身に具わった特質」とみなしがちである。そこには自己と専門家との断裂を宿命的なものとみなす姿勢がある。区別の固定化であり、そのうち差別を生んでくる。「才能」などは差別語の一種である。素人衆のなかにあるこの区別あるいは差別の図式を専門家が受け入れ迎合すると、秘法的訓練に励んだり、アナボリック・ステロイドを使用したりするようになる。サイボーグ（改造人間）への道である。サイボーグ化しても、かつて素人衆であった自己部分は保持されているので、サイボーグ化が進めば進むだけ、断裂し差別されている哀しみは増大する。ピエロの涙はその典型である。

他方、専門家の特殊情報に対して、素人衆は「財産として保有している」とみなしがちである。そこには自己と専門家との間に本質としての断裂はないのだとみなす姿勢がある。そして、自分にも専門家の情報が分与されるなら、専門家の立場に近づけると思い、しばしば、情報の分与を願う気持ちになる。素人衆のなかにあるこの図式を専門家が受け入れ迎合すると、「蒙を啓く」という活動を行うようになる。「教える」活動である。ただし、この際は、与える者・与えられる者の階層ができてしまうので、専門家は権力者となる。ときには、権力指向者が情報を専有してその出し入れを操作することで素人衆への優位性を築こうとする。積極的に断裂を作り固定化する道である。独裁者への道である。こんにち盛り上がっている「情報公開制」への運動は、断裂を作りたがる行政専門家への素人衆からの反撃である。

最近のカルチャーセンターの興隆はすさまじい。はじめの頃は、いわゆる教養講座の類が主体であり、知識としての情報を増やす喜びが動因となっているようであった。それが、最近では自ら参加して技量を磨く類の活動が増えてきた。また、参加者も幅広くなった。当初、余暇を持てあましたオバサンたちの、生活の質向上の活動の印象であったが、いまは、わずかな時間をやりくりして参加するＯＬや中年男性や、ほとんどセミプロ的に熱中している若者集団まで含むようになっている。そこにある雰囲気は、余裕の結末などではなく、余裕へのニーズであるように見える。

また、町の書店を覗いてみると、さまざまの特殊技能の習得のための専門月刊誌が溢れている。その内容には、とうてい素人向けとは思えないような、秘術やコツが盛られている。そのかなりの部分は、専門家を目指す訓練生の訓練で用いられてきたものである。つまり、最近のハウ・ツー物では、訓練生と素人衆とが区別されていないようである。コツを披露している専門家たちは、自分の専門家の世界へ読者が参加するように誘っている雰囲気がある。

現代社会は、少数の専門家と多数の素人衆というシンプルな図式には馴染まない。われわれはみな、ある分野での特殊な専門家となってしまい、同時に他の分野での素人衆でもある。専門家としては、しばしば、サイボーグの哀しみすら感じている。素人衆としては、情報から疎外され、情報を専有する者との間に階層差が生じていることへ、不当だとの憤りと飢餓感とを感じている。

そのようないらだちのなかで、われわれは、専門家としては他者の参入を渇望し、素人衆としては専門家の世界へ参加したい気持ちに駆られている。教養や知識、すなわち専門家が保有している情報の一部分を分与してもらうのではあきたらず、専門家がそうした情報を獲得したプロセスを体験したり、対象への接近法を身につけたりしたいと願うようになっている。政治・文化というマクロの世界におけるボーダーレスへの動きは、われわれ個人の相互間というミクロの世界でも起こりはじめている。

そうした風潮は、精神療法家の世界にいくつかの影響を及ぼす。それらについて少し考えてみよう。

これまで専門家としての精神療法家は、自分の専有する情報を、素人衆への啓蒙の活動として分与してきた。だが上記の風潮に流されるとしたら、自分の持つ情報それ自体ではなく、その情報を獲得してきた手順を披露し、その過程へ素人衆が参加できるような技術やコツを伝授しようとするようになろう。当然、伝授の対象を専門家を目指す訓練生に限らず、素人衆でも理解し習得できるような披露の仕方を工夫することになろう。

少なからぬ割合の精神療法家の一部に、幼い頃、疎外されていたり友人が少なかったりした体験を持つ人がいる。そうした人々はおおむね対人関係が得意でない。そして、他者の断裂に敏感である。サイボーグ化の哀しみは古傷の痛みを再燃させる。そうした古傷を抱える精神療法家にとっては、専門家としての自分の世界へ参加するよう読者を誘うことは、「ぼくんちに、遊びにきて！」と誘っていることと同じなのである。あるいは遊びを教えて仲間を増やしたいのである。古傷の癒しというあがきが大きいほど、神経症的行動化である。

素人衆が技術を習練するようになると、プロとアマの差は上手下手という量的な違いになってしまう。それどころか、セミプロ級になった素人衆が、ときにはプロを凌駕する場合もあろう。しかし、ボーダーレス時代になると、それをことさら恥じ入るには及ばない。それに、振り返ると、精神療法という専門領域では、プロより優れたアマは昔からいくらでもいた。

それより大切なことは、われわれ個人の相互間というミクロの世界に起こっているボーダーレスの動きを、精神療法家としてのわれわれ個人の内部という超ミクロの世界にも導入することである。いくらかサイボーグ化されていても、素人衆であった自己部分はわれわれの内部に保持されている。われわれの内なる専門家部分と、断裂している素人衆部分とのボーダーを曖昧にし相互乗り入れを活発にすることが望ましい。相互乗り入れがすぐには可能でなくても、内なる断裂の哀しみを触知できるようになることで、現代の風潮となっているサイボーグの哀しみ、参加したい・されたいというニーズについての感受性が鋭敏になるであろう。しかもその感知した情報は、ただちに素人衆に公開してよい情報である。

さらにまた、この超ミクロの世界において、精神療法の種々の理論間のボーダーだけでなく、他の人間文化や自然科学とのボーダーも曖昧にして相互乗り入れを指向することが望まれる。狭い世界に閉じ込められっぱなしでいるのは、もうこりごりである。
（初出「学術通信」四四、一九九〇）

追想　よくもまあこんなに連想を走らせたものだ。今にも統合が失われるスレスレの危なっかしさにいる。ヤケクソの雰囲気だなあー。

＊　＊

『精神分析的精神療法の原則――支持・表出法マニュアル』書評

レスター・ルボルスキー著、竹友安彦監訳、頼藤和寛ほか訳、岩崎学術出版社、一九九〇

訳書の表題は、原題 Principles of Psychoanalytic Psychotherapy : A Manual for Supportive-Expressive Treatment の忠実な日本語訳である。そしてこの表題は、本書の内容を簡潔かつ正確に表明している。

まず、これは週五回の自由連想を旨とする古典的精神分析についての論述ではない。

古典的精神分析の本質は、考古学の発掘調査に準《なぞら》えられる被分析者の自己研究である。内的視野の拡大がしばしば心身の苦訴の改善をもたらすという経験的事実とその事実を理屈づける思弁があるとはいえ、治療は二義的なものであった。そのような作業を手助けする分析者の技術も、名人・達人の経験と思弁から産み出された垂訓で事足りた。ところが、分析者が治療という現世実利を一義的なものとして主張し、治療者という積極的役割を誇示するようになると、支出と利益との効率が問われ、技術や方法の標準化や検証操作可能性が要請されるようになった。本書はそうした民衆主導の現世の要請に応えた、精神療法技術（精神分析の考えに沿った）の標準化・マニュアル・定石である。

著者ルボルスキーは、現世的・実利的な精神分析的精神療法の基本骨格を、患者が治療の場の中で支えられている体験と精神内界の表出を介しての内的視野拡大からなるとしている。そしてそうした治療技術の標的となるものは、その患者固有の「中心葛藤テーマ」とテーマに対しての常同的対処パターンであるとする。つまり、治療の焦点はその患者の「中心葛藤テーマ」を明らかにし、常同的対処パターンを脱学習することであるとする。

こうしたルボルスキーの論述は、日常臨床の現実と照らして、納得できる常識的なものである。にもかかわらず、精神分析的精神療法の本質への凝視は並々ならぬものがある。例えば、現在わが国で、名人・達人の師匠に教育を受けている人々や、また師匠自身が、治療の場における自分のふるまいを本書のマニュアルに照らしてごらんになると、自分の治療がどれほど定石はずれであるかが一目瞭然となるであろう。むろん、ルボルスキーはマニュアルを規範として提示しているのではない。導きの指針としての定石を提示しているのである。個々の治療者は自分の個性を生かした独自の技法を持つほうが好ましいのは当然であり、定石的方法をしないのは個性である。しかしながら、定石的方法をできないのは個性というより未熟である。少なくとも初心者は定石を身につけることを目指すのが良い。

マニュアル作成に当たって、ルボルスキーは、検証操作の意図で行われた種々の研究結果に依拠するのを基本方針にしている。したがって、われわれがその垂訓に親しんでいる名人・達人たち（例えばウィニコット）の名前などどこにも出てこない。巻末の引用文献を眺めると、精神分析を民衆主導の科学の世界に根づかせようとしたのはどのような人々であったのかが、おおよそ見渡せる。とはいえ、ルボルスキーにとって、この基本方針は方便でもある。治療者としての彼の経験と思弁は、しばしば科学主義の基本方針からはみ出てしまう。論述の方々に滲み出ている片言隻句が、豊かな治療者の経験の味を伝える。なかでも、第一一章「アナロジーによる要約」には心温まる味わいがある。

味もそっけもないほどに規格化されたマニュアルも、正しい伝承への願いの具現化であると考えてみると、茶道の作法と同類に見え、描かれている流れに身を乗せてみようという気になる。（初出「精神医学」三三(二)、二一七頁、一九九一）

追想　このころボクは、「精神分析の本質は何であるか」との自問に一定の解をまとめつつあった。その視点から、種々の治療を核心部分と方便とに分けて理解しようとしていた。

＊　＊

『登校拒否児への援助』書評

稲垣 卓著、金剛出版、一九九一

本書は著者が三〇年にわたっておこなってきた、登校拒否児への援助活動からの抽出である。著者は、一貫して実務の世界に身を置いてきた人であり、執筆活動の世界とは縁の薄い人である。その意味では無名の人である。直接に援助を受けた病者や活動を共にした者、時間と場とを共有した者にとってのみ、その価値が重い人である。そうした実学者が不慣れな執筆の作業に踏み込んだとき、語られる言葉の一つ一つに、生活者の肌の湿りのような雰囲気がこもり、心地よい。

実学を目指すといっても、著者は決して頑なに身構える人ではない。他の論者の意見や方法も治療の現場に活用可能な部分は、自在に導入するという折衷的な姿勢をとる。実学者のしたたかな生きようである。このしたたかさが、本書のハイライトである家族カウンセリングの報告を産んだ。著者は、登校拒否児自身がまったく来院しない場合には、両親だけを来院させ、両親にたいするカウンセリングをおこなってきた。通常六カ月をめどにおこなった二二例について、登校するようになった者一〇例、一時登校したがまた休みはじめた者二例、登校はできなかったが家庭内暴力の消失した者八例、という結果をえている。そして「ほとんど本人を診ないで行っていますので、上記の結果は、家族関係が登校拒否という現象に、何らかの深い関係があることを示していると思います」と述べている。この控え目風の結語のなかに、実学を旨とする者としての著者の自負が込められており、本書執筆の動因となった印象がある。

著者は以前、重厚な症例報告を発表した（稲垣卓「三〇年間にわたり『神の命令』をきき続けた一強迫神経症者」精神神経誌、八四巻六号、一九八二）。それは、単に希有な症例の提示ではなく、著者による七年間一二二回の対話精神療法で治癒に到った経緯と治療終了後七年間の追跡結果とを報告し、「神の命令」の精神病理を論じたものである。著者の精神療法は、特定の理論や技法に拠ることなく、傾聴・内省・共感・支持・質疑・納得といった通常の臨床精神医学の水準を踏み出していない。それゆえ、細かな部分まで、誰でも素直に理解できる論述となっている。こうした著者の取り組みの姿勢は、本書にも一貫しており、提示される事実と論旨とは、登校拒否児への援助にたずさわる専門家各人の、拠って立つ理論からの忌避を受けることのない、誰にも理解される内容となっている。そればかりか、援助を受ける側の人々にも、十分理解でき、自助のための手引きとなりうる。なにより、伝わってくる著者の優しさと確かさが、癒しの力をもっている。評者は、登校拒否児やその両親に本書を推奨して、すでに確かな手応えを得ている。

（初出「季刊精神療法」一七㈣、三六五頁、一九九一）

追想　著者は、キリスト者としての信仰を心の中心に置いておられ、晩年は教会での奉仕活動に専心されたと記憶している。

＊　＊

「トレーニングすると下手になる」 エッセイ

何の分野でも、トレーニングとは上手になろうとする努力ですし、トレーニングなしに上達はありません。ですから、トレーニングすると下手になるとは、いかにも奇をてらったコトバに聞こえるでしょう。ところが、わたくしが専門としている精神療法という分野では、トレーニングすると下手になることが珍しくないどころか、すべての人が通る道なのです。

精神療法の専門家になろうとする初心者は、はじめは素人同然で、ただ熱意と同情だけを頼りに、悩んでいる人の相談にのり手助けしようとします。結果は、意外にも大成功するのです。そして、専門家になろうとトレーニングに入っていきます。もっとも、はじめに失敗した初心者は、専門家になる意欲をなくしてしまい、トレーニングへ進まないことが多いものです。

本を読んだり、指導を受けたり、学会に参加したりして、勉強つまりトレーニングに努めるにつれて、不思議なことですが、初心のころのような治療効果が挙がらなくなります。そこで諦めてやめてしまう人も多いのです。諦めずに努力を続けていると、しだいに上手になり、一般に、トレーニングを開始して五年ほどで、初心のころと同じ程度の治療効果を挙げるようになるものです。この奇妙な現象について考えてみましょう。

わたくしたちがトレーニングで学ぶ知識や技術は、治療で効果を挙げた、すぐれた先人たちの経験から取り出されたものです。すべて価値ある知恵です。それを学ぶことが間違いであるはずはありません。トレーニングの落とし穴は、そうした先人の知恵が、コトバで表現されていることにあるのです。

コトバは事がらのある部分を切り取って、表現したり伝えたりするものです。つまり、コトバは本質として、事がらをデジタル化する働きがあります。しかも、学問の世界では、コトバで表現され伝えられる内容を明確にしなくてはなりませんから、輪郭のくっきりした曖昧さの少ないコトバを使うのが普通です。つまり、デジタル化の強いコトバが好んで使われるわけです。ところが、コトバで切り取られる前の先人の経験や知恵は、全体が切れ目なく連続したアナログの世界なのです。したがって、コトバで切り取られる瞬間に、なにか決定的な変質あるいは脱落が起こるのです。

初心者の熱意や同情の世界も、そして何より悩んでいる人の心の世界も、みなアナログの世界です。そこへ、デジタル化の強いコトバだけが選択されて輸入され繁茂すると、もともとのアナログの世界は働かなくなるのです。そして、トレーニングがさらに進んで、コトバによって切り取られる以前の先人の経験や知恵と同質のアナログ世界を得たとき、つまり、コトバから少し離れることができるようになったとき、再び治療効果が挙がるようになるのです。ですから、いつまでも、輪郭のくっきりしたコトバに密着し続けて、五年か一〇年経ってもまったく治療が下手な人もあります。この種の人々は、とても明確なコトバを素敵に駆使するという特徴があります。この事情は、精神療法という特殊な分野ではことさらに目立つというに過ぎません。人の経験や知恵とコトバとが関わるすべての分野に共通する事情なのです。禅が「不立文字《ふりゅうもんじ》」を唱えるのも、料理学校では、「おふくろの味」が身につかないのも同じ事情です。

紙の消費量の爆発が示すように、わたくしたちはコトバの世界に浸っています。コトバが表の世界です。輪郭のくっきりしたコトバの使い分けの上手な人が表舞台の人です。アナログの世界だけに住む人は、現代社会では無名の人です。その人だけがもう一人の悩んでいる人を助けてあげることができる人であるし、心に伝わる味を作れるおふくろであり、背中で語るおやじです。無名人であるということが尊いことなのだと思います。

(初出「Mindix：実践情報通信マインディックス」四(一)、一頁、一九九一)

追想　この考えは、その後ボクの治療実践や指導の核となった。治療は「芸」だと見なすようになった。

と思う。超人とかスーパーマンとかの意ではない。光の国からぼくらのために、ぼくらの世界に来てくれた、超常的現象なのではないかと空想してしまう。目前にしてさえ信じられないほどの知性と感性の冴えは、どのような文化領域にも光をもたらしうるほどのものである。それなのに、法律の世界でもなく微生物研究の世界でもなく、ぼくらのこの領域にきて留まってもらえたのは、ぼくらの世界が格別に暗かったからであろう。その暗さの程度は、中井先生によって光を当てられることで、はじめて暗かったことに気がつくといった、ほとんど知の光と無縁の闇であったような気さえする。そして、その闇が中井先生という現象を誘発し、ウルトラマンをぼくらの身近に呼んだのであるなら、ぼくは闇に対する感謝で一杯になる。

中井先生その人あるいは著作に触れる者は、まず博覧強記風の知識の奔流に圧倒される。ぼくはしばしば、図書館の書架が倒れかかりおっかぶさってくるイメージを抱いたものだった。だが、心を澄まして見つめてみると、そうした物知り的な知識の物量は中井先生の知の世界の本質ではないことがわかる。先生の知の世界では、通常ぼくらの書架ではまったく別々の離れた棚に分類され整理されている知的情報が、実はきわめて近縁のしばしば表裏の間柄にあることが描きだされる。一見アナロジーとして提出されているかにみえる事物が、同一の過程の結末であることが示されたり、時間・空間・ジャンルの差異と思い込んでいた距離が瞬時に越えられたり抹消されたりする。そのようにして提示される新たな視点・新たな視界が、先生の知の光である。ぼくらに眩しさとめまいの超常感覚を起こさせる高次情報である。そのような認識の能力はどこからくるのか、いまのところ感性の冴えと表現するしかないのだろうが、四次元の構造がいつも見えている超常視覚というのがあるのではないかと空想してしまう。

知の光や感性の冴えがウルトラマンの特徴ではない。そうした能力を駆動しているありよう、「仁」と「義」を中心に置いたありようが、ウルトラマンの特徴であり、ぼくらが「ぼくのウルトラマンだ」と心を寄せ声援をおくるゆえんである。だが、そのありようゆえに、ウルトラマンは限界まで力を出し尽くしてしまう。中井先生は体が丈夫ではない。しばしばカラー・タイマーが点滅する痛々しさが、声援を切ないものとする。「ウルトラマン！　もういいから、早く、光の国に帰って、エネルギーをもらって、またぼくらのところにかえってきて」とこころのなかで叫ぶ。さいわい、中井先生にはギリシャの詩の世界がある、太陽の国に遊ぶことで先生の元気が回復するといいなぁと思う。いまひとつ、ウルトラマン役を拒否して遊ぶユーモアの世界がある。今度の著作集・第Ⅱ期には、その世界も展示されて、ぼくらのこころを和ませる。だけど先生、少しは不義理をして、たくさん拒否をして、余暇を作ってください。そして余暇ができたら、ぼくのところにきて、ぼくと遊んで！　とぼくらの皆が願うのだから、ファンとは勝手なものです。（初出『中井久夫著作集Ⅱ精神医学の経験』岩崎学術出版社、一九九一、パンフレット「すいせんの言葉」）

追想　先生の「仁」と「義」の魂に心打たれる体験は、この後も無数に生じている。

＊　＊

『精神分析と仏教』書評

武田 専著、新潮社、一九九〇

「精神分析が日本に伝わって以来、まだ僅か八〇年にすぎない。日本仏教が興隆したのは、仏教が日本に伝来してから五〇〇年以上を経過した平安末期から鎌倉時代にかけてのことであった。精神分析が日本的土壌に根づくのは、恐らくまだ先のことであろう」。末尾をしめくくるこの文章が、本書のすべてを包括している。一見、社会学的記述に見えるが、精神分析医の論述であるから、精神内界における事象のメタファーとしても読まれるべきであろう。本書の中核テーマは、文化の出会いと成り行きである。ただし、テーマの論述は、社会現象を記述するかに見えて精神内界のドラマを描出し、精神内界の過程を描くかに見えて社会のドラマを映しだす仕掛けになっている。この手法は文学の世界では珍しくないものなのだが、自然科学に似ることを目指すあまり、精神分析学が、捨ててきた論述のスタイルである。ただし、この手法のセンスを持つか否かは精神分析治療の現場での上手と下手とを決定的に分ける。この手法の本質が実は人工技法ではなく、人の言葉と心のありようの実態に過ぎないからである。

本書はいろいろに読まれて良いであろうが、本学会（編集部注：精神分析学会）のみなさんに何よりお勧めするのは、わが国における精神分析運動の裏面史としてである。歴史の証人としての武田先生が語る生の資料に身を置くと、この国に精神分析の種を播こうとした先人たちの苦心と、周辺にまき起こる人間模様とが、現場で手に触れるかのように伝わってくる。精神分析という新来文化と土壌文化との葛藤図である。そうした先人の労苦の成果に乗っかって太平楽を喋々としている評者など、恥ずかしい限りである。晩年の古澤先生が「若い門下生たちが、本来の真理探究の精神を見失い、権力志向的な適応主義へと走る傾向を慨嘆し」ておられた、との記述は耳に痛い。それはともかく、われわれは外国の論文を読んだりして勉強しているけれども、大きくは、わが国における精神分析運動の歴史の末流として、今を生きているのである。本書はわれわれの源流を知り、われわれの今を知るための第一級の資料である。

武田先生は精神分析運動史の単なる観察者ではなく、歴史に関与した当事者である。本書は武田専という個人が精神分析という文化に出会い、古澤平作という人に出会った記録として読むこともできる。

もうずいぶん昔、九州大学精神科の医局員たちが武田先生を囲んで酒を飲んだことがあった。そのとき、「どうして武田先生が九州人でないのか分からん」と言った者がいた。それまで東京の人に見たことがなかったある体質を感じとったからであったし、東京の人へ向ける九州人の屈曲した心情の発露でもあった。もちろん武田先生は生粋の東京っ子であることを、発言者は知っていた。だから困惑していたのである。いまにして思えば、九州人が自分と同質と思う武田先生の体質とは、「地から足が離せない」ありようのようだ。言いかえれば、自己の内部に土壌文化を保持しつづけている心のありようである。そのような個人にあっては、文化に出会うとは、内なる土壌文化と新来文化との出会いの図、しばしば葛藤の図である。この種の個人は、新来文化に即座に同化しで空を翔ぶことができない。地に足を着けて歩くしかない。空翔ぶ体質の人々へ向ける心情が屈曲したものとなる。が、けっして羨望だけではない。なぜなら、空翔ぶ人々の生み出した人間模様の危機に際しては、地に足が着いている人だけが有効な治療的役割を果たしうるという、経験に由来する自負もあるからである。「両方の弟子ですよ。どっちか一人ということはないですよ」の名返答や、「こっちは、まだ破門を納得したわけではありません。だから、私の時間はあるはずです」との切り返しの名セリフの場面などは、地に足が着いている振る舞いを活写している。この視点からの武田先生の発言は、フロイトやユングなど精神分析史のスターたちだけでなく、仏教史のスターたちについて論述する際にも随所に登場し、明解・痛快である。武田先生はハッキリとは語っておられないが、自負の根底に、地に足が着いてさえいれば、瞬間、瞬間の感情反応に忠実である方が、むしろ治療者の中立性である、として、逆転移の治療的活用を巡る論議の錯綜を両断しようとの心積もりがあるのかもしれない。要は、治療者の内なる文化（土壌文化と精神分析という文化の出会いの図を内包している）と被分析者の内なる文化との出会い・葛藤の図であり、中立性とは、さまざまな出会い・葛藤の図を、少し離れて見て取れる視点が確保されているか否かであるからである。その提唱は、師たる古澤平作の技法を承認しかつ批判する作業でもある。「らくだ君」シリーズと重ね合わせて読むと、どうもそのように連想してしまう。

武田先生が本書を執筆されたのは、前意識的には師古澤平作との出会いを自らの中に定位させようとの意図からであろうが、意識的には、古澤平作の内部における仏教と精神分析との共存の様相を研究し、わが国の精神分析の基本問題ことに治療技法の問題を整理しようとの意図である。その際、古澤の内部にある、あたかも土壌文化的な仏教がそもそも日本的仏教であるという事情がある。一般に、二つの文化が出会ったとき、両者は互いに相手に影響をおよぼしつつ、自らも変化する。その昔、大陸から渡来した仏教は、わが国の土壌文化と出会い、自らも変化しながら、新たな日本文化の土嬢となった。古澤の内なる仏教もそうした日本化された仏教である。したがって、インド仏教とわが国の土壌との出会いから論述を進めなければならなかった。ただし、新来文化たる仏教が土壌文化と出会うドラマを描くことは、新たな土壌文化となった日本仏教と新来文化たる精神分析との出会いのドラマとの比較対照という効果をうることで、労苦は充分に報われた。本書に登場する、その他さまざまの出会いを、ことごとく他の出会い、なかでも治療現場での出会い図のメタファーとして読むことをお勧めする。頭をほぐす効果があり、ついで、「わたしの地は、土壌文化は何処だろう」という、大切な疑問が連想されるかもしれない。

武田先生は懸命に抑止しておられるが、師への追慕の念がそこここに発露している。

古澤先生は父性的だったのだろうか母性的だったのだろうか、それよりも、武田先生は父性的なのだろうか母性的なのだろうか、どうも両性具有のイメージが湧く。それは恐らく、本書の記述のなかに、ユングへの肯定的な言及が多いせいであろう。が、あるいは、評者が新人のころから、抱えてもらい、叱咤激励してもらったという出会いの体験からの「私の主観による叙述」であり、この書評もそうした感情反応に忠実であるに過ぎず、武田先生は「心理的に迷惑を感じられる」かも知れない。こんど、出会ったとき、御本人に尋ねてみよう。(初出「精神分析研究」三六(一)、一一二〜一一三頁、一九九二)

追想　武田先生への親愛の心情には曇りを自覚しない。何か祖父母への愛着に近い。武田先生のくださる愛情がボクらを素直にさせるからであろう。

＊　＊　＊

『新訂　方法としての面接――臨床家のために』書評　土居健郎著、医学書院、一九九二　(初出「精神医学」三四(九)、一〇三一頁、一九九二)

『精神病水準の不安と庇護――ウィニコットとの精神分析の記録』訳者あとがき

マーガレット・I・リトル著、神田橋條治訳、岩崎学術出版社、一九九二

一九八七年七月、一五年ぶりの英国訪問は、一種のセンチメンタル・ジャーニーであった。ロンドン滞在のある日、わたくしは、市内、グロウセスター通り五八番地に在る本屋、カルナック・ブックス（Karnac Books）の店内にいた。精神分析関係の書物を探すのなら、あそこがいいよ、とパデル（J. H. Padel）先生が教えてくださったからであった。目前の書架に、M. Little 著、Transference Neurosis and Transference Psychosis: Toward a Basic Unity. という背表紙の題字をみて、一瞬、時間が大きく跳んだ。M・リトル（M. Little）の名は、精神療法の技法探索の、わたくしの歴史の、冒頭に居る人であった。この人の論文に示唆を受けて歩みはじめた道を、ずっと歩いてきた。しかも、出発のあの時代以後、久しく、わたくしはリトルさんの論文を読むことがなかった。懐かしい気分に引かれて、本を手にとって拾い読みするうちに、リトルさんは、ウィニコット（D. W. Winnicott）から精神分析（教育分析というより、治療分析）を受けた人であることが分かった。ウィニコットについては、わたくしのなかに、特別の思い出があった。

一九六七年、西園先生のお供をして、はじめて、国際精神分析学会に出席した。コペ

ンハーゲン大会であった。学会当日、演壇で、南アメリカの分析医が、とても入り組んだ論理を展開していた。わたくしは、まったく聞き取ることができず、思わず、ふーっと、ため息をついた。その瞬間、何かの気配で、横を見ると、隣席の、小太りで白髪の老紳士が、こちらを向いており、目が合った。その人は、いたずらっぽく微笑んで"too logical"と、わたくしに囁きかけた。休憩時間となり、立ち上がったとき、老紳士は、手をさし伸べ、「日本からきたの？　わたし、ウィニコットです」と話しかけてきた。わたくしは、「どこかで聞いた名前だなあ」と思いながら（おお、恥ずかし！）、握手した。そのあとウィニコットは、西園先生と、二言三言、話していたようだったが、わたくしの方は、握手した際の、老紳士の手の独特の感触に、注意が向いていた。その掌の感触が、なぜか気になったまま数年がすぎて、あるとき、村田豊久君が、ウィニコットは晩年まで、小児科医として、身体疾患の診療もしていたらしいと教えてくれた瞬間に、分離していた二つの記憶が結合した。あの掌は、病弱だった幼い日に、わたくしの体をしばしば診察してくれていた小児科医の掌であり、指先であった。柔らかに探りながら、慰め、かつ受け入れ、交流する触手であった。小児科の臨床家たちはみな、そのようにして、小児と交流している。そして、そのセンスが、ウィニコットの精神療法の核心である、とわたくしは確信した。以来、いろいろな人のウィニコット論に接するたびに、この掌の感触と相通じるものは取り、相容れないものは捨ててきた。典型的な、独断と偏見である。しかし、こうした独断と偏見は、他者に押しつけないかぎり、害より益が格段に大きい。そのことは、本書の六〇ページで、リトルさんが語る通りである。

一九七一年に英国に留学したとき、ウィニコットはすでに（その年に）死去していた。上記のエピソードをパデル先生に話したところ、「あなたは、ウィニコットの、いちばんいい言葉を聞いたのよ。ウィニコットは常々、人間についての理論は、logicalさがある限度を越えたら、それだけで、その理論は誤りである、なぜなら、人間の本質は、illogicalなのだから、と語っていたのですよ」とおっしゃった。

そうした思い出があったので、自分の職業人としての歴史の記念に、ぜひ、リトルさんの本を翻訳したいと思った。帰国後、岩崎学術出版社に翻訳権を取得してもらったものの、種々の都合で、なかなか訳業ははかどらなかった（『原初なる一を求めて』神田橋條治、溝口純二訳、岩崎学術出版社、一九九八）。

そうこうするうちに、一九九〇年に、突然のように、本書が出版された。その内容は、上記の著書ですでに触れられている、ウィニコットとの治療分析の詳細であった。つまり、上述の著書を翻訳したい気分へ、わたくしを誘った核心部分が、膨らんで手に入ったのである。わたくしは、興奮した気分で、前書に比べると小振りであるこちらの翻訳に取りかかった。急いで翻訳してリトルさんに届けたい、という気持ちもあった。

ご覧のように、鮮烈な内容であった。両者への特別の思い込みのせいもあって、訳業の途中で、胸に突き上がってくる感情を抑えるべく、しばし瞑目することが、幾度かあった。

また、リトルさんによって描きだされているウィニコットの考えや行動が、わたくしが理想として目指している精神療法家の像と一致しているので、嬉しくなり、リトルさんへの親しみが強くなった。原著書にはない、ウィニコットの写真と、リトルさんの写真とを並べて収載して、リトルさんへのプレゼントにしたくなった。それは、読者への利便もあるはずである。そこで、出版社を介して、リトルさんのいちばん気に入っているウィニコットの写真を、送ってもらった。それは、偶然にも、『抱えることと解釈』の訳本（北山修監訳、岩崎学術出版社）の表紙に用いられている写真であった。実は、わたくしが英国留学から帰った一九七二年に、国際精神分析学会誌の、ウィニコット追悼号がだされている。そこに用いられている写真が、わたくしのいちばん気に入っているウィニコット像である。リトルさんとわたくしとでの、ウィニコット像の違いであった。わたくしは、少しばかり未練を残しながら、リトルさんに譲った。だって、これはリトルさんの本なのだから。

本文末尾の詩は、まったく、本文全体の凝集である。実は、「子守歌（Lullaby）」の方は、とても、わたくしの英語力で手に負えず、知人、内田直子さんに助けていただいた。その際、この詩は、男である詩人が、自分のイメージのなかでの母子関係、を詩にしているのであり、現実に母をしている最中の人の体験とは、微妙なしかし決定的な、ズレがあるのではないか、と彼女に指摘された。その指摘は、男であり、また、自分の子どもを持つことのなかったウィニコットが描きだした、母子関係の深層の像、の限界を意図せずして指摘している、と、わたくしは思う。そのことを、とくに、女性である読者のために、付記しておきたい。そうすることを、きっと、ウィニコットは喜ぶだろう、という気がするからでもある。

一九九二年七月（初出　同書）

追想　このころからボクは、少しずつ自分の精神分析とのかかわりの歴史を懐かしさをこめて振り返る心境になっている。精神分析運動の潮流の外側へ、心が動きはじめていたようだ。

＊　＊

「楽屋内のことども」『分裂病者と生きる』あとがき

あれはいつのことだったか、学会場のロビーで加藤清先生と雑談していた際、先生がふとおっしゃった言葉が気になった。おおよそ次のような内容であった。

いまの精神科医は薬物を服用している精神分裂病者にしか接していない。したがって、そこで得られる精神分裂病の精神病理も精神療法体験も、薬物の影響下での精神分裂病についてのそれである。生の精神分裂病そのものについての知見とは同一でない。

学会終了後もこのお話が、喉に引っ掛かった刺のように心に残った。周知のように、一九五〇年代のクロールプロマジンの登場で精神分裂病への精神療法的関与が容易になった。そうした歴史のせいで、われわれはつい錯覚しているが、精神分裂病者への精神療法的関わりの努力は、実は薬物療法の登場よりもずっと以前に始まっている。サリヴァンの死亡したのが一九四八年であることは簡単な例証である。加藤先生は、薬物導入以前の時代から今日まで精神分裂病への精神療法的関わりを続けておられる、歴史の当事者である。その貴重な体験を聞き書きの形で残したいし、またより純粋な状態での精神分裂病者の心の姿を知る先生から、現在のわれわれの思い込みや治療上の行動に対する批判をいただきたいものだと思った。

山田宗良さんが加藤先生を囲む会をしようという計画を電話してきたとき、わたくしのそうした思いを伝えたことで、願いが実現した。

わたくしの内には不安があった。加藤先生の体験世界を聞きたいと願う一方、自分が先生の世界を充分に聞き取りうるとは思えなかったからである。加藤先生と近似した分裂病者との関わりの深みを体験している人としては、わたくしの知るかぎり牧原浩さんしかなかった。彼に参加してもらうことは欠かせないと思った。そしてふと考えた、加藤先生、牧原さん、わたくし、の三人は共通してやや非常識なところがある。この三人だけの会合は、当人たちにとっては充実の極みになるにしても、ほとんど他者への伝達を無視した偏向した内容となる危険性がある。三人と外部世界をつなぐ人として、視野の広いしかも三人と親しい交通整理人が必要である。山中康裕さんにお引き受けいただけると最適任なのだが、何しろ多忙なスケジュールを抱えている方なので、無理ということになると困るなぁ。山田さんとの話し合いはそこまでであった。つまり、わたくしは当初のアイデアを出しただけで、各参加者との交渉や日時や場所の設定などの具体化の作業は、すべて山田さんがしてくださった。

さいわい山中さんも引き受けてくださり、山中さんのお世話で出版の手はずもできた。会場は福岡市郊外にある二日市温泉の大丸別荘の離れと決まった。わたくしは何の準備もなしに鹿児島から車をとばした。

わたくしのもくろみでは、加藤先生が語り手であり、牧原さんとわたくしが質問者となり、山中さんが交通整理をしてくださるという構造であった。が、当日参加してみると、牧原さんもわたくしも自分の体験を語るという役回りが振り当てられていた。地獄をみてきた勇者である牧原さんには妥当な役であろうが、わたくしの浅薄な関わりの体験を加藤先生のそれと並べて語るというのは、まことに冷汗ものであった。が、山中さんと山田さんが話し合って、常識の見地から設定された構造に身をゆだねるのが正しいはずであった。

さらにまた、オブザーバーとして、数名の参加者があった。その中には、高江洲義英、白石潔、荒木志朗、といった、錚々たる臨床家・論客が加わっていた。この設定はおそらく、山田さんのアイデアだったのだろう。彼らの発言は鋭く、厳しく、未来を示唆するものであった。本書に収載されているのはごく一部分にすぎないが、それだけでも当日の雰囲気を伝える質がある。オフレコでやりとりされた全員参加の討論は深夜におよんだ。学会などでは聞かれない本音のやりとりが充実の雰囲気を生みだし、参加者全員にとってよいみやげとなったようだ。この設定は成功であった。

もともと上述のような経緯でわたくしが発想したとき、この鼎談の題は「加藤先生に聞く」であった。ところが参加当日気がつくと、「精神分裂病者の生きる姿」という魅力的な表題に改題されていた。出版という現実の見地からの山中さんの工夫だったのだろう。それが鼎談の記録テープおこしが終了した時点で、再び山中さんの提案で「分裂病者と生きる」という現在の表題に変えられた。より内容にマッチした表題となったのである。山中さんの配慮をありがたいと思う。

以上は、本書の出生にまつわる楽屋内の経緯を、読者の便を図って紹介したのである。ところで、一つの鼎談という事象に想定された三つの表題を眺めていて、わたくしの内に連想が湧いた。それについて、少しばかり語ろうとするのが、本論のもう一つの意図である。

「精神分裂病者の生きる姿」という表題であれ、「分裂病者と生きる」であれ、これらは精神分裂病者の家族や患者の社会復帰活動の援助をしている人々が語るのに相応しい表題である。そうした人々は、この本の内容を見て「チャンチャラ可笑しい」と思うかもしれない。その反応はまったく正当なものである。わたくしを含め精神科医のほとんどは、精神分裂病者の生活の現場に付きあう形で「と生きる」をしてはいない。精神分裂病者に精神療法的関わりをしている者とて同じである。われわれの人生と病者のそれとが重なる部分はあまりにも少ない。

したがって、上記の表題は通常の意味ではなく、治療のために、治療の場という特殊な関係において、治療者という役割で関わった体験について記述するための、特殊な意味をもっているはずである。言い換えると「精神分裂病者の治療の場を生きる姿」であり、「治療の場で治療者として分裂病者と生きる」の意味である。そして、ここに着目することで、治療についての発想が生まれる。

対話精神療法において、治療者・患者関係が安定すると患者の心内世界に安定が生まれることは、幼児にとっての母子関係になぞらえられて、対象関係の内在化と呼ばれる。母が自分に接してくれたその関係のありようをモデルとして、幼児が心の内でさまざまな自己の特質に接するようになるわけである。心地よい関係も、厳しい関係も、悲惨な関係も内在化される。この内在化という過程は動物の行動パターン学習の中では高級な水準であり、それだけにヒトにおいて多用されるのであろう。

最近、精神分裂病という疾病モデルではなく精神分裂病者という障害者モデルで捉えようという提案がなされるようになった。種々の身体障害者や糖尿病者や慢性関節リューマチ患者などの慢性疾患をもつ人と同様に、その障害をもちながらどのようにして生きてゆくかをテーマとする方が実際的である、という考え方である。このモデルでの治療者の主要な役割は、病を駆逐するという従来の医療者の役割ではなく、自己の障害との接し方の好ましいパターンを障害者に教える教師の役割となる。「自己の障害とorを生きる」の修練である。

すでに言い古されたことだが、実在しているのは「病気」ではなく病んでいる特定の個人である。「病気」とは、その特定の個人の「調子悪い」状態を理解・説明・納得する目的で作られた抽象概念である。その概念を設定することで、われわれのイメージ界に「病気」とその病気を引き算した本来のその人、という分断像を描くことができる。この工夫の実利的有用性はおなじみのものであり、説明を要しない。疾病モデルを廃して障害者モデルを採用した場合でも、パターン教育の現場では、障害と本来のその人という分断像のイメージは採用されている。精神分裂病者を障害モデルで捉える場合も、「自己の障害とorを生きる」を目指すかぎり事情は変わらない。「自己の内なる精神分裂病とorを生きる」である。それが、さしあたり最も望ましい「精神分裂病者の生きる姿」である。もっとも反精神医学の立場に立てば、「自己の外なる精神分裂病とorを生きる姿」となり、その視点も精神分裂病者への社会復帰援助の現場では一定の有用性を果たしている。

内なるであれ外なるであれ、「とorを生きる」ためのパターン習得がその個人にとって有益であるという立場でわれわれが治療の場にいるとき、対象として抽象化した「精神分裂病」という障害の内容が、患者（障害者）に理解可能で輪郭の明確なものであることが有用であろう。つまり治療者は、患者と共有するための、その患者個人から切り離しうる「精神分裂病という障害概念」を必要とするのである。障害概念の機能は「病気」という概念の機能と同じである。異なるのは、障害概念では「共有」が必須とされている点だけである。そしてそのわずかの相違点は、そもそもなんのためにその概念を作ったのか、という目的の差に由来するのである。ちなみに、精神療法家が用いる種々の概念のなかには、共有を必須とされている概念とそうでないものとがある。そして共有者を必須とされている概念だけが、対話精神療法の本来の概念である、あるはずである、あるべきである。

精神分裂病者の治療者あるいは援助者が、「自己の内なる精神分裂病とorを生きる」ためのパターンを相手に習得させようとするとき、糖尿病や慢性関節リューマチの場合と同様の啓蒙・教育の関わりだけでは不十分である。いまひとつ、関係の内在化を用いた学習援助が不可欠である。その際治療者は、目前の病者を精神分裂病という障害と本来のその人という分断像で捉え、そのそれぞれと、治療関係という限られた場において「と生きる」を行なう。「治療の場で治療者として分裂病者と生きる」とはそのようなありようである。

治療者は育児の場合と同様に、本来のその人との関係を生きる。その関係は内在化されて分裂病者の心の内での自己に対する接し方のパターンとなる。他方で治療者は、分断像の片方である「精神分裂病という障害」との関係を生きる。その関係も内在化されて分裂病者の心の内での自己の障害に対する接し方のパターンとなる。もっとも、こうした図式化は、そのまま臨床の場で生起している事象であるというよりも、治療者である読者へのセンスの伝達のための方便である。すでに述べたように、関係の相手はもともと分断されてはいない「病む人」である。本質としての関係は、その非分断の状態の人との関係である。したがって、事象として内在化されるのは、「分断の図式を使って関わる」というパターンである。この姿勢が内在化されることの有用性の根拠は、とりあえずの経験に拠っているにすぎない。

個々の治療者が保持する「精神分裂病という障害」の概念はさまざまである。また、本来の人「と生きる」ありようには、治療者の個性が、人間観が反映する。また治療現場のふるまいとしては、相手の障害と生きる方に重点を置く治療者もあり、本来の人と生きる方に重点をおく治療者もある。本書の鼎談における三人の個性をそのような物差しで観察してみるのも一興であろう。

ここで話題を変えて、「と生きる」について考えてみよう。人間関係の場において、対象関係の内在化という特殊な学習を援助するには、援助者の側に「と生きる」姿勢が不可欠である。そしてこの機能は、本質として非言語的なものであり、しばしば言語活動によって阻害される。あれはいつだったか、中井久夫先生が「第一級の治療者は、ものを書かないから無名のままに留まる」と言われたのは、その意味である。一般に、言葉を駆使する能力は、瞬間瞬間に「と生きる」能力と相容れない。「巧言令色すくなきかな仁」という格言の意味は、もっと深いのかもしれない。

相手「と生きる」能力は、精神分裂病者との関係において特別に重要である。本書の登場人物のうち、山中さんとわたくしは、どちらかというと言葉を駆使するのが上手であり、その分「と生きる」能力が低い。加藤先生と牧原さんは言葉を駆使するのが上手でなく、「と生きる」能力に秀でている。そのような前提で鼎談の流れを追って見られると、少しばかり深い読みが得られるのではないかと思う。

とはいえ、しょせんこれは本であり、言葉の集積である、言葉の一つの特徴は、それ自体は本質としてヒントやアイデアに過ぎないという点である。アイデアを具体化し現実化して価値ある結果を生み出すか否かは受け手次第なのである。対話精神療法においては殊にそうである。治療者は種々の言葉を患者へ投げかけるが、結果としての創造過程は患者の内に、多くは意識下に生ずるのであり、治療者の言葉も、さらには患者が創造過程を描写した言葉も、創造過程それ自体を実とすれば虚であり影である。本書が読者の内にいかなる実の過程を誘発しうるのか、それは今度は読者の楽屋内のドラマである。（初出　加藤清〔ほか述〕、山中康裕・山田宗良編『分裂病者と生きる』金剛出版、一九九三）

追想　「加藤先生に聞く」というアイデアはこの後もボクの中で生き続けている。実現し得なくても、アイデアをあたためるだけでボクの中に糧として作用する。「出会った関係に別れはない」の中心部分はこれである。

＊　＊

「甘え理論と精神分裂病」対談　土居健郎／神田橋條治
西園昌久監修『今日の精神分析』金剛出版、一九九三

本論文は、平成四年一〇月一六日、日本精神分析学会第38回大会でプレコングレス（福岡大学文系センターA会場）にて発表されたものです。土居先生が体調をくずされ、おいでになることができず、神田橋先生がすでにお書きになっていた土居先生のフルペーパーを紹介し、それについて意見を述べ討論が行なわれました――とある。（初出　同書）

追想

本書の校正の最中、土居先生の訃報を聞いた。この発表の対談者に選ばれたことは無上の嬉しさであった。思えば先生にはずいぶん温かく指導してもらった。数々の思い出がひとつずつ懐かしい。おそらくボクが現実の師弟関係になかったことが一因である。そのことを想うと寂しい。ある日、山形の朝の露天風呂に二人で浸っていた。先生は遠方の山を眺めながら「春先には芽立ちのせいで森の先端にピンクの色合いが加わる。ボクはこれを見るのが好きなんだ…」とおっしゃった。そしてしばらくの沈黙のあと「だけど、ボクは小此木君の功績は偉大だと思うんだ。彼がいなかったら日本の精神分析はここまで発展してはいないからねェ……」と呟くようにおっしゃった。ボクは「だけど」の前にどんな連想があったのか、森の先端の芽立ちからの連想とつながっているのだろうかなど考えながら黙っていた。お二人の先生とも今は亡い。

＊　＊

『新訂　方法としての面接――臨床家のために』書評

土居健郎著、医学書院、一九九二

初めて本書を手にする若い精神科医には、まず第六章「見立て」と第七章「家族の問題」から読み始めるようお勧めする。精神科臨床における判断の作業は、特定の基準を用いて測定を行うといった弁別作業の類ではなく、身に着いている人間知を総動員して行う、魅力ある推理・探索の作業であることが分かり、そうした方法の世界へ誘惑されるであろう。誘惑され引き込まれる人は、自分に潜在する資質が誘惑されているのだと思って、喜んでよい。

すでに本書を読んだことのある精神科医には、久しぶりに再読してみることをお勧めする。その際、重苦しい気分になり、読むのに難渋する程度がひどければそのぶん、あなたの臨床での面接技術は向上していると思って、喜んでよい。

「面接のための方法を論ずるものに非ずして、まさに面接が方法であることを論ぜんとするものである」という「まえがき」の言葉がすべてを表現している。そして「臨床家のために」という副題が、著者の気持ちを伝えている。臨床家は皆、各人、自己の資質と歴史の結実として心身に刻まれている人間知を用いて、自分なりの面接の方法を組み上げてゆかねばならない。しかも、心身に染み込んだ方法だけが効果を上げる。多くは「これには練習より他にこれといってよい方法はないといってよい」類の方法・技術である。なぜなら「非言語コミュニケーションの方が主で、言語コミュニケーションは従である」からである。

本書を言語コミュニケーションとして「上滑り」に読む人は、読みやすさ分かりやすさに感服して、一部分を引用したりして悦にいることができる。しかし、臨床の現場で自分なりの面接の方法を組み上げ練習している精神科医は、再読したとき、本書の一行一行が自分に突きつけられ、未熟さを指摘されるように感じるはずである。

新訂版への「注」には、本書が多くの人々に「歓迎」されたわりに反復練習して体現する人が少なすぎることへの、著者のかなしみの雰囲気がある。（初出『ブックガイド――精神科医のための160冊』、Excerpta Medica、一六頁、一九九五）

追想　同じ本の書評をすでに別に書いており（本書八三ページ参照）、読者層を意識してずいぶん違う内容を書いている。見較べてもらうのも一興だと思う。

＊　＊

『精神療法研究』書評

ヴァルター・シュルテ著、飯田 眞・中井久夫訳、岩崎学術出版社、一九九四（初出「こころの科学」六一、一〇四頁、一九九五）

六、還暦（一九九六～二〇〇一）

還暦を際に、ボクの内的外的世界が大きく変わった。そのことは『発想の航跡2』に書いている。ボクは、対話を主体とする精神療法の世界を自分の住処であると意識することが減っていった。

『フォーカシング事始め――こころとからだにきく方法』書評
村瀬孝雄ほか著、日本・精神技術研究所、一九九五（初出「精神療法」二二、三二〇～三二一頁、一九九六）

＊　＊

「縹緲《ひょうびょう》たり、桜井先生と神経症」エッセイ

桜井先生を思い出そうとすると、いつも奇妙な気分になります。具体的な桜井先生の記憶像として思い出されることがとても少ないのです。思い出のほとんどは、瑣末な先生とのやりとりの情景です。しかも、その情景のなかでも、先生の表情や言葉などはハッキリと浮かんではこないのです。なのに、その場の雰囲気とその場にいたときの自分の気分やその場で思っていたことなどは、もうまるで二～三日前のことのように鮮明なのです。

これと同じ気分は、幼い日の思い出にこころを向けたときにも起こります。さらに細かに観察してみると、幼い日の思い出でも、空襲の記憶とか怖い先生に叱られたときの記憶やいじめられたときの記憶については、向こう側の像がハッキリと浮かんできます。

そしてその場での自分自身の気分の方は漠然としています。

つまり、恐怖・緊張・不快といった雰囲気の場面では、警戒的気分で懸命に注意を外界に向ける割合が多いので、外界観察からの記憶が脳にたくさん溜まるのでしょう。他方、しあわせな気分で、相手や場に包まれている場面のときには、外界に注意を向ける量が少なくなり、専ら、充足している自分の世界に注意を向け、その雰囲気を味わい記憶するのでしょう。そのように考えてみると、桜井先生と対していたときのわたくしは、自分を誰よりも愛してくれていた祖父に接するときと同じ気分で、甘えていたような記憶が湧いてきます。これは、退行と呼ばれている心身の状態でしょう。たしかに、わたくしが治療した患者さんや訓練生のなかで、濃いつきあいのあった人ほど、いろいろな場面でのわたくしの言葉を正確に記憶していなくて（しばしば、歪めて記憶していて）、そのくせ、その場面での自身の気分や連想については段違いにありありと思い出せるようです。つまり、退行した心身の状態では、相手を客観的な視点で観察・判断することはもとより、観察するという身を離した姿勢すらありえないのです。観察という作業がないのです。

そのような、まことに縹渺たる桜井先生の記憶像をもとに、先生の神経症論を語ることなどとうていできるものではありません。辛うじて記憶の底から拾いだせるのは、神経症患者に対する先生の接し方の情景です。

聞くところによると、晩年の先生は、すべての患者にほとんど同じ態度で接して、しかもことさらに助言などされずに、自然な共感の反応を返しておられ、それが素敵な癒しの雰囲気になっていたらしいのですが、わたくしが思い出せるのは、教授として病棟回診をしておられたときの情景です。思えばあのころ先生は五〇歳台半ばで、今のわたくしより若い年齢でいらっしゃったのです。それを思うと、不思議なような情けないような気分になります。それはともかく、微かな記憶の糸をたぐってみます。

病棟回診のときの先生は、患者ごとに色々な助言をなさいました。その内容は若いわたくしたちを魅了するものでした。ところが、神経症患者に対しては、質問はされるものの、助言をあまりされなかったような記憶があります。当時の病棟では、西園先生を中心にして、精神分析的な考えでの精神療法が精力的に行われていましたから、そうした主治医との治療の流れに介入することを控えておられたのだと考えて充分に納得できる姿勢です。しかし、今、記憶をなぞってみると、なんとなくその了解ではしっくりしない味わいがあるのです。

先生は確かに、精神分析が描き出す神経症論を興味を持って受け入れておられましたし、学生や若い医局員にもその論を使って説明をしておられました。しかし、話される口調の端々に、「……という、なかなかに隅に置けない見方がある」といった風な、距離をとった姿勢が匂っていました。先生は、森田理論やユングの理論に対しても、ほぼ同様な、受け入れつつ距離をとった姿勢を維持しておられるようでした。少なくとも、先生は唯一無二の神経症理論があるとは思っておられなかったような気がします。

先生はしばしば「神経症は色々な心理機制を基盤に持つのであろうし、それゆえ、正当な治療は精神療法であろう。しかし、薬物を投与して不安が減少して、自我に余裕ができると、自分自身で内側の調整ができて、自然治癒の過程が始まるようだ。したがって、薬物療法は決して対症療法というわけではない」といった意味の言葉を語られました。むしろ先生は、神経症を中枢神経の生理的・生化学的レベルの偏異として治療することを志向しておられたような気がします。

他方、神経症は精神科医としての先生の重要な関心事でありました。先生の主要な業績の一つが、戦傷神経症の観察と考察であったことはよく知られています。そこでの先生の考察は、特定の心理学理論に準拠することのない、良質のコモンセンスを用いた了解です。先生にとって、神経症は、コモンセンスの水準で理解可能な病態であったようです。

ひるがえって、個人としての桜井先生はとても神経質な気質の方でした。好き嫌いのハッキリした方でした。短気でもありました。また、先生の辿ってこられた人生遍路は、順風満帆とはほど遠いものでした。つまり、個人としての桜井先生は、素質的にも環境的にも、神経症親和的なありようを生きてこられました。

そのような人生のなかで、先生が選ばれた対処の方策は、断念と諦観だったような気がします。先生の言葉の端々に、断念と諦観の姿勢を賞賛する気持ちを聞いたような記憶があります。そして、当時の先生の年齢からみて、断念と諦観は達成されていなかったはずです。おそらく、晩年の先生の診察室での振る舞いこそは、断念と諦観が達成された姿なのでしょう。

断念と諦観を自らの神経症への対処法として選び、しかしいまだ達成していない人が、神経症者に接すると、おそらくイライラさせられるのではないでしょうか。相手のほとんどは、断念も諦観もお呼びでなく、ただ貪欲に求めている人々です。助言をするとしたら、自分が努めている断念と諦観を奨励することになり、それではまったくのところ素人まるだしです。しかも、自分自身も断念と諦観を達成してはいないのです。ただその方向を選択して日々努めているに過ぎないのです。神経症者を前にした先生は、「キミ、いい加減に諦めたらどうなんだい！」と言いたい気持ちを抑えるのに苦労しておられたのかもしれません。そして、神経症者に会うたびに、自身の断念と諦観という対処法を強化していかれたのかもしれません。

こうした状況で、神経症という状態をその個人のありようの因果関係で辻褄よく説明する心理学理論は、それを患者に当てはめると、前に述べた治療者自身の葛藤を棚上げすることを可能にします。これを行っている精神療法家もときにあります。しかし、自身と患者とをまったく別扱いにするのでは、先生の精神医学の根本が失われてしまいます。なぜなら、コモンセンス・サイカァトリーとは、自身と病者との共通性を信じる姿勢を前提とするものだからです。ひょっとしたら、晩年の桜井先生は、行動療法に親近感を持っておられたかもしれません。

以上を要するに、神経症者は、桜井先生がご自身の人間理解に基づいて助言をするというコモンセンス・サイカァトリーを発揮しにくい相手だったような気がします。そしてそのことは、先生にとって神経症者が自身の精神医学にとって最大のテーマであることと、両立します。だって、テーマとは困難のことだからです。

以上のような袋小路に陥った先生にとって、薬物が各人各様の自然治癒力を援助するという考え方は、自身の葛藤と直面せずにすむ恰好の逃げ道となったはずです（各人が自分なりに、自分のために選んだ対処法とは、自然治癒力の心理面への表現形と見なすことができます）。

以上に描き出した桜井先生の像には、さしたる根拠があるわけではありません。そうした先生の像がわたくしの最も好きな人物像であるからに過ぎません。しかも、ほとんど同じ年齢の自分自身の心境とも重なりやすいのです。人が他者を、それも自身にとって大切な他者を思い描く際は、瑣末な部分でのみ事実に忠実であるに過ぎず、核心の部分は主観的な思い込みで構成するのでしょう。そのような関わりのあり方が、自身にとって大切な他者であることの内実なのでしょう。この文集のなかで、自身にとって大切な他者として桜井先生を描く人は、みな、歴史上の事実として信頼に足る客観像を描きえないでしょう。しかも、他の人々が自分と異なる桜井像を描いているのを読んでも、自身の内なる桜井像は揺るがないでしょう。それは、妄想と同じで、自己の人生の一部だからです。わたくしたちの人生は、歪んだ記憶に支えられている部分が大きいものです。そして、人生を支える歪んだ記憶のなかで最も重要なものは、大切な誰かとの関わりの記憶です。わたくしは、先生と出会わなかった人生を思い描けないのです。（初出「九州大学神経精神医学」二一～二四頁、一九九六）

＊　＊

追想　桜井図南男先生への想いは恋心と酷似する。片想いのそれと。

「コトバ・イメージ・実体験」エッセイ

（初出「こころの科学」七四、九六頁、一九九七）

＊

『心理療法の常識』書評

下坂幸三著、金剛出版、一九九八（初出「こころの科学」八二、九九頁、一九九八）

＊

＊

『原初なる一を求めて――転移神経症と転移精神病』訳者あとがき

マーガレット・I・リトル著、神田橋條治・溝口純二訳、岩崎学術出版社、一九九八

一九六二年、九州大学精神科に入局したわたくしは、ほどなく、桜井教授から学位論文のテーマを頂戴した。境界例の精神療法がテーマであった。例にもれずわたくしも、転移・逆転移の渦にまき込まれた。患者の病理を把握しているのか、思い込みなのか、造りだしているのか、自分の病理を引き出されているのか、なにがなんだか分からなくなっていった。そうしたわたくしに、指導者であった西園昌久先生が、マーガレット・リトル（M. Little）の論文を読むようすすめてくださった。

M・リトルの身を挺しての治療と理論化とが励ましとなり、以後のわたくしの治療技法の方向を決めた。訳業を終えて、わたくしは、治療者としてのわたくしは、リトルさんと同じ道を歩いてきたのだ、そして、指導者としてのわたくしは、リトルさんによって開かれたわたくし自身の世界を伝えてきたのだ、とあらためて思う。

わたくしが個人的に指導した人々のうち、数人が、同じ体験の世界を経た。それは、要するに、逆転移精神病の体験である。そして、そこを通過することを選んだ人は、二者関係の病理へのセンスを身につけ、粘りある治療者となった。

その人々の一人である溝口純二さんを誘って、本書の翻訳を開始したのは、おそらく一九八八年であったろう。溝口さんの訳文は着々と送られてきたが、それに目を通すわたくしの作業は頓挫した。日常語を駆使し、言い回しで行間に意味を含ませるリトルさんの語り口は、理解すること、ましてや日本語に置き換えることが難事であった。しかも、リトルさん自身が自他の融合と分離と自が他となり、他が自となる体験の世界、すなわち転移精神病・逆転移精神病の世界を理論として記述する際の、コトバの限界に苦しんでおられる味があった。本来、詩や絵といった非言語の世界に属する体験や認識であるからである。わたくしは自己の能力の限界を知らされ、次第に、書斎に足を運ぶのもおっくうになっていった。

月日は矢のように過ぎた。その間、一九九二年、わたくしはリトルさんの『精神病水準の不安と庇護』を訳出した。それをリトルさんにお届けできたので、少しばかり罪滅ぼしできた気がしていた。しかし、一九九四年一一月二七日、リトルさんは引退後のお住まいであるケント州ダントングリーンで死去された。九三歳であった。そして一九九六年、わたくしは父を送った。一九九七年わたくしは還暦を迎え、これまでの生活からの引退をすすめはじめた。またその年、わたくしの一冊目の著作いらい、すべての著作の面倒をみてくださり、本訳書についても、変わることなく励ましながら待っていてくださった瀬戸口律子さんが、新たな人生を求めて退社された。わたくしは、最後の訳業と思い定めて書斎にこもった。そして、スタートからちょうど一〇年目に、なんとか形あるものとなった。

なお、原著のうちのかなりの章を訳書では割愛した。精神療法から少し離れたものと、『精神病水準の不安と庇護』の内容と重なるものが主である。以下に、その章を列記しておく。

12章：メンタルヘルスのために：早期のマザリング・ケアについて
13章：アルコール中毒者とは？

14章：イプセン作「ペール　ギュント」について
15章：詩一五編（一九四五年〜一九七七年）
16章：死を理解する
17章：病から健康への旅：病、療養、回復
19章：治療後の自己分析のなかでの転移・逆転移
20章：ドナルド・ウィニコット、その人

最後の章である、リトルさんとラングス（R. Langs）との対話は、生の英語を交えておくほうが臨場感が加わる気がしたので、このような変則的なものとした。リトルさんの気質にも合っていると思う。瀬戸口さんからバトンを受け継がれた西田信策さんは、われわれのわがままを快く受け入れて、本の完成にこぎつけてくださいました。記して御礼申し上げます。

一九九八年元旦（初出　同書）

追想　幼時から続いている「死」「離別」「終結」へのこだわりが、この時期からいっそう正面のテーマとなった。

『この世とあの世の風通し――精神科医加藤清は語る』書評
加藤清・上野圭一著、春秋社、一九九九（初出「精神療法」二五、八六〜八七頁、一九九九）

＊

「コツ三部作完結」エッセイ
（初出「学術通信」六六、一九九九）

＊

『癒しの連句会』書評
浅野欣也著、日本評論社、二〇〇〇（初出「こころの科学」九三、一〇九頁、二〇〇〇）

＊　＊

『臨床精神医学講義　続篇』書評
山口隆・田嶌誠一編、中国・四国精神療法研究会、一九九四

「臨床」とは、人と人とが会うことを本質とする。ことに「臨床精神医学」では、まるごとの人とまるごとの人とが出会うことが欠かせない。そして、そうした臨床の場でのセンスの最も精妙で本質的な部分は、人と人とが会うことで伝わってゆく。そこには

何か切ない思いのごときものがある。野上芳美教授のもとで続けられた「日大拡大研究会」は、そうした伝えの場であったに違いない。それぞれ独自のチャンネルで臨床のセンスを築いている人々が講師として招待され、まるごとの人として、教室員にことばを超えた精妙な本質を伝えた。

そのような場に接した者は、特有の葛藤へ導かれる。自分に伝えられた精妙な本質をさらに他者へと伝達したいという欲求と、そうした本質はことばを超えた精妙な性質のものであると知っていることとの葛藤である。そこには切ない思いがある。

「日大拡大研究会」の記録の一部は、すでに一九八七年に出版されている（『臨床精神医学講義』星和書店）。そこに登場する講師は、小倉清、加藤正明、高橋徹、臺弘、土居健郎、中井久夫、穴沢卯三郎、永井みち子、杉山和、の諸氏である。この名前を一覧して察するとおり、その内容は、通常の著書や論文とは異なる臨床現場の匂いを伝えており、ことばを越えたセンスを幾分なりとも伝えている。

その後、野上教授はじめ関係者が大学を離れたせいで、多くの録音が残されたままになっていた。いまでは別の大学の教授となっておられる山口隆先生の切ない思いが、『臨床精神医学講義　続篇』という形で、録音に日を当てた。今回登場する講師は、徳田良仁、伊藤克彦、増野肇、宮内勝、星野命、松山巌、矢崎妙子、石井毅、木戸幸聖、阿部一男、I・D・グリック、O・O・オグンレミ、の諸氏である。前回にも増して、幅広い臨床の場に直結した魅力ある内容が満載されている。

前書と比較しての「続篇」のきわだった特徴は、見かけの粗雑さである。恐らく資金の制約があっただろうし、本造りの専門家が一人もいない素人集団の仕事なのだろう。多くの講演は録音テープから起こした生原稿そのままのようであり、担当した人々のワープロの機種がさまざまであるので、印字もさまざまである。講師の一人はすでに故人であり、テープ原稿に手も入れられていない。一言でいうと、これはまだ「生」素材の水準である。そうした「なまなましさ」が、「続篇」に予想外の効果を加えている。未整理の文章群の中から、臨床の場での、地域での、患者の生きているまるごとの「生」にかかわってきた先達の切々たる思いが吹き出してくる。その味わいが、年月を超えてなんとか「続篇」の完成にこぎつけた山口教授の切ない思いや、それに響き合い協力した人々のまるごとの人としての心根と溶け合って、読む人の心に同質の揺れ動きを引き起こす。

思うに、臨床の場での人の関わりとは、そのような揺れ合いを不可欠な中核とするものなのだろう。そして、揺れ合いを引き起こすには、双方に、そして場の構造にも、一定度の「なまなましさ」「粗雑さ」「素人性」が必要なのだろう。そのことは、マスコミに対するミニコミの存在理由と同じ事情なのであろう。連想はさらに拡がるが、この辺りで止めておこう。関係者の皆さん、本ができておめでとう、よかったね。（初出不明）

追想　人の生きる姿は切なく哀しい。そしてすべては流れ去る。

＊

＊

『「芸」に学ぶ心理面接法——初心者のための心覚え』書評

前田重治著、誠信書房、一九九九（初出「精神療法」二六(二)、二〇三頁、二〇〇〇）

＊

『聴覚障害者の心理臨床』書評

村瀬嘉代子編、日本評論社、一九九九（初出「こころの科学」八九、九六頁、二〇〇〇）

＊

「土居健郎先生の方法」エッセイ

（初出『土居健郎選集7』月報四、一〜三頁、岩波書店、二〇〇〇）

＊

「パデル先生」エッセイ

（初出「精神分析研究」四四(二)、一五二頁、二〇〇〇）

＊

『病いと人――医学的人間学入門』書評

ヴィクトーア・フォン・ヴァイツゼッカー著、木村敏訳、新曜社、二〇〇〇（初出「こころの科学」九五、一一二頁、二〇〇一）

＊　＊

『精神科面接マニュアル』書評

D・J・カラット著／張賢徳監訳、張賢徳・池田健・近藤伸介訳、メディカルサイエンス・インターナショナル、二〇〇一

旅慣れた人の鞄は小ぶりであるが、あらゆる状況に対応できるように道具が詰め込まれている。著者カラット博士はそのような本を書きたかったようだが、どうやら失敗した。彼の詰め方が拙いゆえではない。彼のなかの蓄積があまりに豊かすぎて、無理なのだ。

憶測するところ、著者カラット博士は自身の臨床とベッド・サイドでの後進の指導一

筋に四〇年を過ごしている精神科医であり、本書は一世一代の決意で書いた処女作なのではないか。どのページにも著者の伝えたい臨床知と伝えるための工夫とがてんこ盛りになっている。初心者のためにと意図しているにもかかわらず、ベテランにすら貴重な助言が盛りだくさんである。そうした豊かさのゆえに、本書は軽く通読できる本ではない。診療机の上に置いて、いま終了した自分の面接のスーパービジョンを受けるつもりで読むときに、最も有用であると評者は思う。その点では著者の意図は成功している。

初心者には、まず、第一四章「一般身体疾患のスクリーニング」と第一九章「精神的現症の診察」から読まれるようお勧めする。そのことから分かるように、本書は単にコトバのやりとりの技術を述べているのではない。人と人との関係を媒介にすることが必須である精神科診療についての包括的な知恵の記述に溢れている。

本書の特筆すべき長所は、患者に向けての問いかけのモデルが示されていることである。適切な問いのモデル（標準形）を提示することは臨床現場についての把握に自信を持っている人だけができるのである。このモデルを読むと瞬間、臨床家の脳の覚醒度が上がる。本の世界から臨床現場へ意識が移るからである。その意識状態で、このモデルの前後の説明を読むと、著者と対話しているようなイメージが湧き楽しい。「よくなるためにこんな手助けをしてもらえれば、と思ったようなことが何かありましたか？」は治療計画を立てるために患者と協議する際の導入であり、「あなたの楽しみを挙げてみてください」が分裂病質人格障害を疑われる患者への質問のモデルであり、「自分の考えを周りの人が理解してくれなかったり、変だと言ったりすることがありますか？」が分裂病型人格障害を疑われる患者への質問のモデルである、という具合である。

経験豊富な臨床家の常として、著者カラット博士は熱狂的でない。言い換えるとアンビバレンスを維持している。これだけの内容を盛り込んでも「本書はマニュアル以上のものではない」と言う。また、DSM－Ⅳに基づいて記述を進めているのに「これを間違いなく実践することは、明らかに退屈な（人によっては臨床上不必要な）仕事である」とも言う。いつの日か著者に「精神科治療マニュアル」を書いてもらいたいと思う。（初出「精神医学」四三（一二）、一三八七頁、二〇〇一）

追想　「ヨッ！　ライバル現わる」という気分で書評を書いたことを思い出す。「精神科治療マニュアル」を書いてもらいたい、と書いたのは挑戦の気分であった。それ故「いつの日か」と書き添えた。

＊　＊

『心理療法の基本――日常臨床のための提言』書評
村瀬嘉代子・青木省三著、金剛出版、二〇〇〇（初出「こころの科学」九六、九八頁、二〇〇一）

＊

『響きの器』書評
多田・フォン・トゥビッケル房代著、人間と歴史社、二〇〇〇（初出「こころの科学」九七、一一九頁、二〇〇一）

＊　＊

『ミルトン・エリクソンの催眠療法入門――解決志向アプローチ』書評
W・H・オハンロン、M・マーチン著、宮田敬一監訳、津川秀夫訳、金剛出版、二〇〇一

催眠法を退けることで精神分析が誕生したのは理性の勝利であった。それは勝利を希求する時代潮流の一端であった。理性はその本性として勝利を希求する。理性が地球自然に勝利し、しばしば散々に破壊していくことが明らかになるとともに、内なる自然である無意識やからだの叡知に目が向くようになった。「気」の流行や催眠法の復権は自然を大切にというあらたな時代潮流の一端にすぎない。勝利を希求しない、共

存・許容を希求する内なる自然が喚起されてきたのである。著者オハンロンが、現在、Possibility Therapy なる名称を掲げているのはその証左であろうし、遡れば、ミルトン・エリクソンが naturalistic hypnosis と自称したときにすでに今日の流れが暗示されていた。以上が本書を推奨する第一の理由である。

オハンロンはエリクソンの最晩年の弟子である。何の分野でも、創始者が晩年になると技法は洗練され熟成の段階となり、力業の味は消える。オハンロンは熟成された師の技法を細やかに仕分けして記述し紹介してくれる。しかも、本書は彼の二日間のワークショップの実録である。彼は次々に技法の実際を実演し、エリクソンのビデオテープを供覧し解説する。これまで、魔法とさえ見えていたエリクソンの催眠技法の世界が種明かしされる。推奨の第二の理由である。

あらたな催眠療法は、患者を不自由にして支配する術ではない。オハンロンは催眠法の適応を「不随意的な体験」に置く。言いかえると、患者を不自由にし支配している病態部分からの解放を催眠の目標とする。強迫観念・幻覚・フラッシュバック・痛み・解離症状などの、自力でコントロールできない症状がそれである。すなわち、最近増加している症状が主たる適応である。推奨の第三の理由である。

オハンロンの技術の要諦は、コトバや音声の巧みな用法と相手の心身の微細な変化の感知・観察とである。この部分は、催眠法と切り離して本書を読んでも、日々の臨床の技術を精緻にしてくれる内容である。推奨の第四の理由である。

ページを追って読み進むと、軽いトランスに導かれ、ワークショップ参加の疑似体験をすることができるが、本として読むなら、第四章「なぜトランスを使うのか」を最初に読み、次に第五章「性的虐待の後遺症の治療」を読むようお勧めする。

訳業は臨場感ある秀作である。ただ、常用されている「……私には本当に分かりません」というコトバは、読んでいて微かに入っていたトランスから評者を覚醒させる効果があった。「……私にはまったく分かりません」ではどうかしら。（初出「精神療法」二七(五)、五四九頁、二〇〇一）

追想　この本はいまどうなっているのだろうか。「解説書」は良質のものであっても寿命が短い。この本も同じ道をたどったのだろうか……。

＊　＊

「対話」　エッセイ

「親子が対話などするようになっちゃお終いだ」と言われる。まことにその通りである。親子にしろ夫婦にしろ、日常生活のなかで時間と空間とを共有している間柄では、非言語的交流、別名「雰囲気によるコミュニケーション」の占める割合が大きく、かつ深い。そうした切れめなくつながっているコミュニケーションに載せて、論理的には一貫性を欠く言葉がやりとりされるにもかかわらず、過不足ない意志疎通が展開される。これが理想的な対人関係である。似たものに、友人や同僚との酒席でのコミュニケーションがある。ここでも、雰囲気による切れ目ない心の通い合いがあり、言葉はしばしば非論理的な外見を見せながらも雰囲気を盛り上げていく。不幸にして雰囲気によるコミュニケーションが希薄になった親子関係では、緻密な対話が必要となる。アナログの欠損をデジタルで穴埋めしようとする努力である。われわれ専門家はクライエントと日常生活を共有していないので、緻密な対話を心がけてアナログの代用としようとする職業である。ところが、心理療法関係の学会で専門家同士の対話を見て・聴いていると、ときおり、なんとも緻密さを欠いた対話のやりとりに出くわすことがある。互いは家族関係でもなく、場は酒席でもないのだから、もう少しきめの細やかな言語交流に努められたらよかろう。そうすることで、専門家としてのデジタルを駆使した対話技術の錬磨にもなるのではないかと思ったりする。だが、ひょっとしたら、こんにちの家族療法の技法は、すでに対話を超えた非言語の領域へ・雰囲気の領域へと進歩しており、このようなエッセイは老人の繰り言なのかなとも思う。(初出「家族療法研究」一八(二)、二〇〇一)

追想　時折、意地悪をしたくなる癖がなかなか治らない。もう治らないのかもしれない。

＊　＊

『治療の行き詰まりと解釈――精神分析療法における治療的／反治療的要因』

監訳者あとがき　H・ローゼンフェルト著、神田橋條治監訳、誠信書房、二〇〇一

一九七〇年、ロンドン留学の初めのころの下宿先に、ドイツ人のメイドさんがいた。彼女は西ドイツの大学生で、毎年、夏休みには、英語の勉強とアルバイトを兼ねて、ロンドンで住み込みのメイドをしているのだった。わたくしが精神分析をしていると知って、彼女は「ローゼンフェルト(Rosenfeld)という先生を知っているか?」と問いかけてきた。数年前の夏、彼女はローゼンフェルト家でメイドをしていたのだという。彼女

の話では、御主人のローゼンフェルト先生は、夕方おそくまで治療をして、帰ってもメイドとはほとんど口をきかず、夕食が済むとすぐに書斎にこもる人で、彼女の目には奇人と映っていたようである。ローゼンフェルト夫人は、「わたしは、勉強未亡人のようなものよ。だけど、うちの主人は、そこらの教授なんかよりも、ずーっと偉いんだから」とぼやきながら自慢していたらしい。

ローゼンフェルトの名前は、わたくしには特別の意味があった。境界例の精神療法に専念していたわたくしは、ローゼンフェルトの論文を二、三読もうとしたことがあった。ところが、まったく読解できず、サリヴァン（Sullivan）とならび、わたくしの外国論文恐怖症の外傷体験となった人であった。

本書の監訳を依頼されたとき、そうした陰性の懐かしさがよみがえった。残された人生が少なくなると、陰陽の懐かしさは、ほぼ等価値となるので、多少の危惧を抱きながらもお引き受けした。危惧は的中し、訳者の原稿は二年以上も、わたくしの手元に停滞することになってしまい、訳者の皆さんには申しわけない仕儀となった。ただし、若かった頃には単に「難解」としか認知できなかったローゼンフェルトの難解さが、年の功で見えるようにはなっていた。

難解さの理由は二点ある。その一つは、「言語ではとらえられないほど密やかな、しかし瀰漫《びまん》しているせいで強力に作用している、精神病水準の世界」を、ローゼンフェルトが懸命に記述しているせいである。彼が伝えようとしている理解の構造は、訳文のわずかな言い回しの変更で、たちまち歪曲・霧散されてしまう。監訳は「近似的表現を模索すること」に終始した。

難解さの理由のもう一つは、彼の文章である。ローゼンフェルトの文章は、ほとんど「英語風のドイツ文」であり、リトル（M. Little）が「大陸から来た精神分析者たちが、English ではない英語を使って……」と言っているものの典型である。いつ終わるともなく、つぎつぎにフレーズが連なる。ところが、それを短文の日本語に翻訳すると、どうしても、ローゼンフェルトが伝えようとしている内容が歪曲・霧散されてしまう。訳者の皆さんも、大いに難渋されたようである。

「難解」さを生んでいる、上記二点の難関をクリヤする方法が見当たらないために、訳文は、直訳調にならざるをえなかった。このような悪文を上梓するのは内心忸怩たるものがあるが、「きっとローゼンフェルトの原文も英語圏では悪文の典型であろう」と思うことで、さらに、「精神病水準の世界をなんとか言語でとらまえようとする無理は、悪文となって当然だ」と思うことで、内外への言い訳としたいと思う。（初出　同書）

追想　おそらく精神分析本流の頂点に位置する本書の世界は、精神分析運動の分流の起点であるかもしれない。

七、蝶のように（二〇〇二〜〇五）

ふわふわと飛び遊ぶことを楽しむ時代となった。晩年のフレッド・アステアを連想したりした。これは退行でもあった。退行即進展が実体験となったことが嬉しかった。書評や雑文をかき散らすようになった。博多の仙厓和尚をまねている気分になったりした。恥ずかしい。

『サバイバーと心の回復力――逆境を乗り越えるための七つのリジリアンス』書評

S・J・ウォーリン、S・ウォーリン著、奥野 光・小森康永訳、金剛出版、二〇〇二（初出精神療法、二八(六)、七七一頁、二〇〇二）

＊　＊

『精神分析事典』書評

小此木啓吾ほか編、岩崎学術出版社、二〇〇二

本事典の刊行は時機を得たものです。その事情は、編集主幹である小此木啓吾先生の序文にくわしく述べられていますが、あえてくりかえすと、わが国の精神分析運動を引っぱってこられたかたがたが長老と呼ばれるべき年齢となり、そのお弟子さん、さらにそのお弟子さんがたが活躍されるこのごろです。世代交替期なのです。また、それら家元とは別流の人々や外国で教育・訓練を受けたかたがたも登場し、創造性をみせておられます。あらたな展開の時機でもあります。本書では現在活躍中の俊英一〇四名が一堂に会し、長老もまじえて、自らの精神分析への理解の姿を披露しておられます。世界の歴史と現況とをにらみつつも、わが国における精神分析運動の全体像がこの一冊に盛ら

れています。

精神分析の視点から得られる認識は、現代文化のすみずみにまでしみ込んでいます。そして、精神分析の用語は人々によって恣意的に、しばしば誤って使われています。正しく理解され用いられてこそ、精神分析の概念や視点は、文化を開拓する力を持ちます。文章を書く人だけでなく、読者として言葉文化に親しんでいる人にとっても、本書は新鮮な視野を開くはずです。またそのように精神分析と他文化とのひびき合いがありふれたことになっているので、本書も精神分析特有の世界だけでなく、関連する周辺概念にまで目配りしています。ちなみに事典の筆頭の項目は「愛」であり、執筆者は土居健郎先生で、関連項目は「甘え」「自己愛」「性愛」「リビドー」です。最終項目は「われわれ体験」であり、執筆者は小此木啓吾先生で、関連項目は「シュヴィング」「ビンスワンガー」「フロム・ライヒマン」です。またそうした人名については、人名だけを抜き出してあり、まとめて読むことができます。人文科学の分野では、師弟間の伝承や葛藤、グループ内のあるいはグループ間の反目や競争が学問の発展の裏面史としてあり、それを知ると理解が深くなることは、精神分析の指摘を待つまでもない常識ですから、この分野のスターたちの人脈を一覧できるこの編集方針は優れたものです。

本書は中項目主義の「事典」ですが、和文索引や欧文索引を活用することで「辞典」

としても使えるようになっています。また、各項目の執筆者は知識を記述するだけでなく自身の意見を盛り込むようにも要請されているようです。これもまた、精神分析という文化の特質から適切な編集方針です。とうぜん、項目の末尾に執筆者名が明記されています。執筆者は多数ですが項目数も一一四七と膨大です。ですから一人で多数の項目を担当している執筆者もあります。もし著者ごとにどんな項目を担当しておられるかの一覧表があれば、それを使って同一著者の項目を拾って読んでゆくと、その著者の精神分析観を評定することができ、著者のかたがたには、ちょっと厳しい企画でしょうが、読者には面白かっただろうし、有益でもあったのにと悔やまれます。

さきに示したように、各項目にはそれぞれ数個の関連項目が添えられており、文献の紹介もあります。ですから読者は、自分ひとりであれ小グループの勉強会であれ、本書をテキストにして、興味ある項目からスタートして、連想したり討論したのち関連項目の一つを選んでそれを読む、ということをくりかえす勉強法が可能です。講談社の名著『事典　哲学の木』が意図した読み方です。各人が自分なりの「精神分析の木」を育ててゆく勉強法です。紹介されている文献まで読むと、さらに深く学べます。すべての項目が指導者水準のかたがたによるエッセンスですから、指導者を得にくい地方の人々にとっては、やみくもに類書を読みあさるよりもはるかに的確な勉学の流れとなりましょう。

せっかく高いお金を出して買った本です。ただの事典として使うのでなく、骨までしゃぶって栄養にして欲しい本です。（初出「こころの科学」一〇六、二〇〇二）

追想　精神分析はこのように莫大な世界なのに、精神医学の中ではごく小さな世界として扱われている。そのことを時折考えてみたい。

＊　＊

「『こころ』を癒す」エッセイ

医療は人を医療するのです。動物の一種であるヒトを医療するのではないのです。人々の「こころ」がそのことに気づきはじめて、「癒し」という言葉がもてはやされるようになっています。そのことから分かるのは、医療のお客さんである人とは「こころ」なのだということです。そうなのです、人とは「こころ」なのです。この文章を書いているわたくしとは「こころ」であり、読んでくださっているあなたも「こころ」なのです。わたくしの脳とあなたの脳とが「こころ」を使ってコミュニケートしているのではなく、「こころ」同士が脳の機能を使ってコミュニケートしているのです。

脳は物質界です、やや確かな存在です。その脳の機能の表れが「こころ」です。「こころ」はふわふわしたありようです。それがわたくしであり、あなたなのです。このふわふわ性がいろいろな「こころ」を巡る問題を引き起こします。まず、「こころ」から眺めると、脳は道具です。あくまでもふわふわを希求する「こころ」にとっては、扱いにくい道具です。「こころ」の自由な動きを制約する不自由な道具です。「こころ」はなんとか思いどおりに機能しようとして脳に無理をさせます。「こころ」と脳のせめぎあいです。このような機能と基盤とのせめぎあいは、人間の社会ではいたるところでみられます。その原型が「こころ」と脳のせめぎあいなのです。

「こころ」が強力に機能の充実を目指すと、基盤である脳に無理をさせて脳がダウンします。そうなると機能としての「こころ」は乱れたり衰微したりします。このような例は「こころ」が作り上げた種々の社会基盤とその機能とのあいだにもありふれています。「こころ」のふわふわ性は自由の欲求として表れています。「こころ」は自由がすごく良いもの正当なものだと見なしています。しかしふわふわ性は不安定でもあります。脳という物質界の不自由さを超えようとした「こころ」が、こんどは確かさという不自由な環境界を作成するのです、勝手なものです。倫理とか連帯とか伝統とか制度とか文化などの「こころ」的世界だけでなく、それにまつわる物質界までも作成して安定を得ます。だけどこの安定は、ふわふわ性という「こころ」の本質にとっては自己矛盾です。安定のありようが、「こころ」の基盤である脳の特質と相性がいいときには、環境界・「こころ」・脳が調和して、「こころ」はふわふわ性を失った、いくぶん固い状態になるだけで一件落着です。

問題が生じるのは環境界と脳との相性が悪い場合です。「こころ」は本来のふわふわ性という柔らかさで、何とか折り合いを作ろうとします。それがうまくゆかず、環境界にしわ寄せがくると社会攪乱的になります。脳の方へしわ寄せがくると脳を含めた生物体の歪みが起こり、その機能である「こころ」も乱れます。そのような人々（「こころ」）をわたくしたちは医療のお客さまとしているのです。

医療は自然治癒力というものを当てにしています。この自然治癒力とは脳という物質界だけが持っているものであり、環境界も「こころ」も自然治癒力を持ちません。なぜなら、自然治癒力とは脳という物質界の持つ不自由なパターンだからです。ですから、わたくしたちの医療は脳の自然治癒力を妨害するような環境界や「こころ」の働きを何とか抑制しようとするだけなのです。これが医療者の「こころ」の作業です。脳に作用する薬を投与するのは、脳を良くしようとしているのではなく、脳を抑制することを介して、脳の自然治癒力にとってほどよい「こころ」のありようを作ろうとするまわりくどい操作なのです。「こころ」をお客さまとして「こころ」の良い状態を目指す精神科医療では、脳の自然治癒力を最大限発揮させるような「こころ」のありようを作るのが正しい治療プランです。それがつまり「こころ」の癒しなのです。

以上は、わたくしの「こころ」が、「こころ」のふわふわ性を発揮して、しかもわたくしの脳に相性が良いように活動した、環境界攪乱的な機能です。開院二〇年記念誌という物質界にこの文章が掲載されることが、それを読むあなたの「こころ」に何らかの動きを生みだすでしょうか、それはあなたの「こころ」のふわふわ性の選択にまかされているのです。（初出「年報二〇〇二――朝倉記念病院二〇周年記念誌」二～三頁、二〇〇二）

追想　読者にとって、このエッセイは『精神科養生のコツ』と『「現場からの治療論」という物語』とのかけはしの役となるだろう。

＊　＊

「ロジャーズ・村山・ジェンドリン」エッセイ

（初出『現代のエスプリ別冊――ロジャーズ学派の現在』二六六～二六九頁、二〇〇三）

「男と女」　エッセイ
（初出「福岡精神分析協会ニュースレター」二〇〇三）

＊

「あやかしの技」　エッセイ
（初出『現代のエスプリ別冊――トランスパーソナルの現在』二〇一～二〇四頁、二〇〇三）

＊　＊

『分裂病という名の幻想』　書評
武田専著、元就出版社、二〇〇三

突出した本である。まず既出の文章を集めて編んだ著書の溢れる昨今の斯界において八〇歳を記念しての書き下ろしである。次いで書き下ろしであるのに目次を見るとてんでバラバラである。第一章は「精神分析との出会い」教育分析体験を芯にした回想。第二章は「分裂病という名の幻想」わが国における境界例研究の端を開いた著者による軽症分裂病の精神療法例が紹介されている。第三章は「鬱もさまざま」自験例を基にうつ病にまつわる想いが語られる。第四章は一転して「開業顚末記」開業前後の人間模様は小説よりも奇である。第五章は「革命の季節」新左翼による学会改革運動、それは著者の病院にまで波及する。「乱世」における著者の奇想天外・神出鬼没ぶり。第六章は再び精神分析に戻り「無意識について」しかしここでは著者の人間理解の一翼である仏教の視点との比較検討がなされる。この作業は終章へ続き第七章「森田正馬と古澤平作」では一神教を基盤にもたないわが国の精神界の根となっている東洋的無意識が語られる。

分類すれば八〇歳の先達による回想録である。それなのに登場する著者も筆者である著者も若さではちきれんばかりである。これも突出している。てんでバラバラの記述に見えてその実一貫しているのは著者の人間好き、正確には人間関係好きである。どの章の内容も描かれているのは著者と誰かとの関わりである。しかも著者の性向は既成社会の役割・立場の関わりを突き破り人と人との素の関係のレベルに到達する。いわば突出した生き方の記録でもある。著者の生き方は評者の抱く「江戸っ子」のイメージに連なる。その理由は人間関係の展開がしばしば喧嘩をきっかけにしている点である。著者は噛みついたり突っかかったりしては関係を深めてゆく。それがことごとくうまくいく。どう見ても著者は人間関係好きだけでなく人に好かれる天分を備えているとしか思えない。読み進むにしたがい誰もが著者を好きになるだろう。それだけでなく自分が著者に好かれているとの錯覚を起こすだろう。著者の人好きの突出である。

なにより突出しているのは退屈するページがまったくない点である。ほとんど冒険活劇小説を読むような臨場感で読み進むことになる。小説家を志した（いまなお志している？）著者の筆力に起因するところもあろうが、思弁に走るのを野暮とする下町っ子気質が基盤にあるせいかもしれない。共振れしながら読み進むうちに、人としての医療者としての、精神分析についての根源的な問いかけと教示が伝えられる。「私が精神分析に惹かれたのは過去に向かっての遡行的な思考がかえって現在から未来にかけての過程を照らしだすというフロイトの逆説的な思考であった」との言辞はその一例である。

（初出「精神療法」三〇㈠、九七頁、二〇〇四）

追想　いま書くことが何も浮かばない。読んだことのない人はぜひ、何とかして手に入れて読まれるといい。楽しくてためになる。

＊　＊

『精神療法家の仕事――面接と面接者』書評

成田善弘著、金剛出版、二〇〇三

名著『精神療法の第一歩』の登場から二二年になるらしい。還暦を機に成田さんは自身の精神療法の集大成とも言うべき本書を出された。あとがきによると、雑誌「臨床心理学」に二年間にわたって連載された文章をほとんどそのまま編んだものであるという。評者は初出の段階で目にしていないが、こうして一冊になったものは、構成の確かさ・バランスの良さ、内容の豊かさ・目配りの細やかさ、満を持しての書き下ろしの質を備えている。成田さんは囲碁の達人でもある。おそらく周到な構想をへて連載に着手されたはずである。『精神療法の第一歩』を読んだときの感触が蘇り、多くの専門家に読んでほしいとの思いから、提灯持ちを買って出た。

実務家が年月を経た経験を集大成した論述であるから、一見平易な文章ではあるが、初心者の理解を遙かに越えている。初心者は共感する文章に傍線を引きながら読み進み、数年後に再読した際に自身の成長を確かめるのに役立てるのが良いだろう。

本書が語りかける相手は中堅やベテランの水準の専門家、つまり経験や知識を備えている人々である。そうした人々にとっての本書の効用は、①自分がどれほど副作用いっぱいの治療をしているかを省みる機会になる。相手を害するかもしれないこちら側の行いについて、成田さんは特別の感性を付与されているらしい。自戒風に語られる言葉の数々が、副作用の濁流ともいえる精神療法の昨今を嘆くがごとくである。②成田さんは自身の疑問に牽かれて、先人の知恵から学ぼうとする。やや強迫的でもあるので、大層な勉強量となる。しかし自身の体験が同意するものだけを受け入れる。末尾に参考文献を挙げているが、その数倍が拒絶され捨てられているはずである。受け入れられた先人の考えも、自身の体験との対話をへて引用されているので、読者は、自分が知識として知っているだけの理論や概念が治療現場でどのように活用されうるのか、を目の当たりにすることになる。さらには、実務家が文献引用を行う際の良質の見本を手にすることにもなる。③経験豊かな実務家の常として、成田さんは相反する考えの双方に理解を示す。そのせいで、唯一の理論体系を信奉する人の論述に比べると歯切れが悪い。そして、そこにこそ、対話を手だてとする精神療法家のあるべき姿が示されている、と評者は思う。揺れながら安定しているありようである。総じて歯切れのよい治療者は副作用の生産者である。

内容を切り取って紹介するのは深くて広い本書の矮小像を示すことになるので控える。試みに手にとり、ぱっと開いた一ページを読んでほしい。心にしみる言葉がそこにある

ことを請け合います。（初出「精神療法」二九㈣、四九一頁、二〇〇三）

追想　ふと、成田さんの柔らかさ、粘り強さはほとんど頑固の水準にまで達している、と連想し、ついで、柔らかさに徹し得た先人は皆そうだなあと納得した。

＊　＊

『地域実践心理学――支えあいの臨床心理学へ向けて』書評

中田行重・串崎真志著、ナカニシヤ出版、二〇〇五

表題は臨床心理学が「実践」から遠くなっているとの皮肉ではない。著者両人にはそうした意図はない。意図は「地域実践」にある。臨床心理学をオフィスから出て生活の現場で実践しよう、今日の社会状況が求めているからだけではなく、みずからの希求としてそうしよう、との願いが表題を生んだ。

むかし推理小説の分野で「安楽椅子探偵」が全盛であった。安楽椅子に座りっきりで事件の話に耳を傾け、質問と推論だけで事件を解決するさまにファンは酔った。それは情報処理コンピュータの具人化であった。飽き足らない人々によってハードボイルドや

社会派推理小説が書かれるようになって、推理小説は一部マニアの耽溺世界を脱して、文学の一員となった。中田さんと串崎さんは、臨床心理学もオフィスから外に出て「支えあい」を目指すさまざまな社会活動の仲間になろうと呼びかけ、かつその世界への導きを意図している。

本書は教科書として書かれた小ぶりの本である。入門書である。にもかかわらず、本書を読む体験は新鮮である。著者は既成の知識を中立の視点からそつなく紹介する姿勢をとらない。自分たちが教育する学生を「地域実践心理学」の実践者へ育てようと、知識を自身の体験を介して論述するとともに、学生がみずからの体験を経て味わいつつ学びを身に染みこませてゆけるように工夫する。知識獲得については、学生が各人の意欲と嗜好に沿ってめいめい独自に進んでゆけるよう、参考文献や推薦図書を各章の末尾に紹介するに止める。以上の意図から、文章も語りかけの雰囲気を濃くする。これは心理臨床の現場で著者が使っている言葉の文章化だろう。

読了後、評者は「入門」について連想を得た。入門とは新しい世界へ入ることである。同時にしばしばこれまでの住処から外に出ることである。入門が実りあるものとなるときには、これまでの住処が捨てられるのではなく、入門した新たな世界の中に旧い住処が装いを新たに、さらに生き生きした命を得て見出される。なにやらメビウス空間のような奇妙な味わいと、入門してよかった、外に出てよかったとの自己肯定感が生じる。推理小説の歴史と現状が好例である。質問と推論とが根幹であるのが良質の推理小説であることに変わりはない。著者は「オフィスを捨てて街に出よう」と叫んでいるわけではない。地域へ出ることでオフィスでの心理カウンセリングが新鮮な視点を得て進展すると、自身の体験をもとに確信し、学生を同じ体験へ導こうと腐心している。試みに任意の一ページに目を通すだけでその姿勢が伝わってくる。

本書の魅力は、心理臨床家としてのかつ教育者としての心意気である。本書の内容の一部を切り取って紹介することを避けるのは、その心意気を伝え損なう虞《おそれ》ゆえであり、かつ、鋏と糊での仕事をしない著者の姿勢に倣ってである。いまひとつの魅力は、著者両人の呼吸合わせの妙である。一人は実践・体験寄りの、もう一人は知識伝達寄りの役割で語りかけるが、教育の基本姿勢は一体である。両人の日頃の対話と実践場面での協同活動の実りであろう。よい仕事を成し遂げたタッグチームにエールを送るとともに、次に発刊予定の「実践編」へ期待します。お二人に教育される学生は幸せだ。（初出「こころの科学」一二二、九三頁、二〇〇五）

心理臨床はようやく、翻訳文化からの脱出に成功しつつある。離脱ではなく成熟による進展。ここにその一例がある。

＊　＊

『マンガで学ぶフォーカシング入門

――からだをとおして自分の気持ちに気づく方法』書評

村山正治監修、福盛英明・森川友子編著、誠信書房、二〇〇五

なんともまあ、下手糞な漫画だ。それも、分担執筆者がそれぞれ素人漫画を描いているので、ばらばらである。プロの漫画家に描かせていたら、ずいぶんとすっきりしたものになっていただろう。プロの技術が介入するからである。技術は体調の如何や気分の良否を覆い隠して一定の仕事をする。素人の描画には、描き手の人柄や体調が隠せない。そのぶん、読者は著者その人に触れた気分になる。本書の漫画はいろいろな著者が手描きしているので、下手な漫画のどれも個性的であり、著者その人に触れているような暖かさと親しみが湧いてくる。

活字という技術が発明される以前には、書物も手書き文字であったから、著者と読者

の距離は近かった。記念館などで展示されている肉筆原稿に顔を近づけているとき、著者その人の生身に近寄っている気分になる、それは錯覚ではない。添削の跡や文字の大小や筆跡のかすれが、創作の瞬間の揺らぎを伝えてくる。その結果得られる、著者の文章への理解はそれ以前のものとは質的に異なる。味や体感が加わるからである。言い換えると、さまざまな技術の発達によって、われわれは、生身が発している揺らぎや雰囲気から隔てられてしまっている。隔てられている程度に応じて、真実から遠ざけられており、そのことに気づきさえしない。

同じ事情が、われわれ個人の内部にも生じている。言葉文化という最高の技術分野の住人となり、この文化に適応し、技術を磨いた結果、われわれの意識の世界たるこころは、いや無意識の世界までも、言葉文化に絡めとられてしまっている。われわれが文化と呼んでいるものはほとんどすべて言葉を介して生み出されたものである。その活動が隆盛となり、ついにわれわれは、自身の命や魂と隔てられ、言葉技術の権化となってしまっている。言葉文化により命が逼塞させられているのが心身症の原因であり、魂からの制御を離れたこころは無慈悲な論理コンピュータとなる。官僚答弁はその典型である。命の母屋たるからだと、こころとをつなぐことで、こころを地に足の着いた状態にし、からだとこころとの行き交いの中に魂の新生を図ろうとするのがフォーカシングである。

したがって、フォーカシングは理論ではなく、解説でもない。実行であり、体験である。文字文化たる書籍で著者たちがしようとしているのは、実行へのガイドであり誘惑である。誘惑は手を変え、品を変えて行われ、ガイドは実行した際に遭遇するあらゆる場面を想定し、懇切丁寧に助言する。

このようなことができるのは、著者全員が、フォーカシングの実践や指導や理論探求に永年の経験を積んでいるからである。平易な記述に見えるが、内容は広く・深く・濃い。したがって、第一章から読み進むのは、疲れるだけで虚しい。知識収集という、フォーカシングとは反対の作業になってしまう。パラパラとめくってとっつきやすそうな、つまり実行できそうなところから拾い読みして、即座に行ってみることをお勧めする。評者にとっては、一三三頁の「カレーを食べたときと、うどんを食べたときとでは体の感じは違うよね」続いて「実際には食べなくても、カレーを食べることを考えた場合と、うどんを食べることを考えた場合に体に起こる反応は違うよね。ごくわずかだけど」が即座に実行できるフォーカシング体験であった。

ガイドとしての機能だけでなく、読むことがそのまま体験となり、センスを賦活するという方法もある。本文を読まずに、漫画だけを拾ってゆく読み方である。漫画の中に入り込み、猫や狸になって吹出しのセリフを喋ってみる。それはそのままフォーカシング体験である。このとき、下手糞な漫画が意外な効果を発揮する。プロの漫画よりも、中に入り込みやすいことに気がつく。技術が妨げないからである。

本書は心理療法の分野へ向けて編まれたものであるが、むしろ、言葉文化に浸っている人々へお勧めしたい。フォーカシング体験は、命と魂とを新生させるので、読者としては行間を読むセンスを細やかにするし、書き手としては読者の命へ向けてメッセージを送れるようになろう。語り言葉については言わずもがなである。（初出「こころの科学」一二五、一〇八頁、二〇〇五）

追想　世界に拡がる漫画ブームは、若者の文字離れ現象ではない。漫画を介して文字文化へ繋がってゆこう、との命の知恵である。

＊　＊

「発想の基底」　エッセイ

「若い頃、『仕事帰りに、赤提灯で一杯やるのだけが楽しみ』というような大人にだけはなりたくないと思っていたのだが、まさにそのものずばりのオヤジになってしまった」（勝部康平「赤提灯の人々」YASURAGI通信　平成一六年一一月一九日）。自身の発想の基底に思いを巡らしているとき、この文章に出会った。ボクは幼いころから、赤提灯で一杯やって、ご機嫌な様子でフラフラ歩いている大人に憧れ、いつの日かそのようにしてみたいと夢見ていたのだった。大学生になりさっそく実行したとき、幸せでしばらくはまっていた。しかしほどなくマンネリと感じるようになり飽きてしまった。「それらしい」芝居の一幕に思えてきたからであった。

ボクの基底には「それらしい」型にはまること、はめられること、への、恐怖に似た嫌悪がある。人生のあらゆる場面で「らしい」振る舞いをせねばならぬ状況が苦痛であった。窮屈な大学人であった頃は、何かと型破りを工夫した。だけど、環境の繋束感は続いた。ボクは江戸時代の狂歌・落首やソ連時代のジョークを愛好した。それらは型に拘束されているいのちの悲鳴を基底とする発想の集積であった。そこには鋭さと悲しい諦めの味があった。いま、かなり自由な境遇となり、型に拘束されている人々のいのちを解き放ってあげたい、とのお節介心が発想の基底になってきた。

だけどボクは、型そのものを恐怖しているのではないようである。芸能の分野での型に陶酔するし、五・七・五という俳句の形式は大好きである。要諦は型と個人との関係にある。個人が型を駆使している、あるいは型が個人を活性化させているとき、僕は型が好きである。逆に、個人が型との関係で受け身になり、自在さを削がれていると感じると、被害感情に似た思いが噴出する。そして何とかして個人の活性を救い出したくなる。

個人が道具として用い、自在さを伸ばす型をボクは大好きなので、心理面接に関しては定石と称する型を案出して教えたりする。しかし人々がその定石を遵守しているのを見聞きすると、申し訳ない気分になるし、ボク自身はそうした定石を守って面接を行うことはない。むしろ定石は破られることで日々新たな営みの創出を助ける働きをしてほしい。ボクの教えた定石をそのように役立ててほしい。

定石破り、型破り、常識破りの練習に最も手軽なのは、地口、パロディーなどの言葉遊びである。歩行の補助具として乳母車を押している老人を見て「老いて箱に従い」と呟いたり、「言わぬが鼻、言うのは口」「正直者の頭に貧乏神宿る」などはボクの好きな世界である。ちなみに諺は言葉遊びを許容する緩やかな型であり、個人に着眼点を示し自在さを伸ばす型の世界である。観察と体験とを基に言語化した心理学理論も、臨床の現場で用いる際には諺の同類と見なし、自在に活用する方が有益であり、そのセンスを磨くのに、言葉遊びが役立つ。

「それらしい」型にはまるのが苦手であるという性癖のせいで、専門家としての日々が次第に暮らし辛くなってきた。DSM、EBM、アルゴリズムなど、さまざまな型や作法の締めつけが迫ってきた。精神科専門医制度も発足した。専門医は辞退せざるをえない。なによりボクは以前から、脳波もCTもMRIも読めないし、神経学的診断も不得意である。種々の検査器具や検査法を自分が自在に駆使できる道具として用いることができるようになれるとは思えず、機械という補助具なしでは歩けない個人になるのではないかとの恐怖症のせいで、ひたすら徒手空拳の技術だけに籠もってきたことのツケである。「型より入って、型を脱す」という理想を、実人生では達成できないまま終わるのだろう。なんだか、とんだ泣き言になってしまった。せめても、型とらしさの桎梏からいのちを救出する意図をボクの発想の基底とし続けたいと思う。（初出「学術通信」七八、二～三頁、二〇〇五）

追想　精神神経学会、東洋医学会、ともに専門医の資格を失った。多くの学会も退会した。何だか軽い気分になっている。

＊　＊

『心理療法の形と意味――見立てと面接のすすめ』刊行を慶ぶ

溝口純二著、金剛出版、二〇〇四

荘子天道第一三に、次のような寓話がある。殿様が座敷で本を読んでおられた。庭先で車輪を造っていた職人が訊いた。「その本には何が書いてあるのですか」殿様は答えた。「これは昔の聖人の教えじゃ」職人曰く「じゃあ、それは昔の偉い人の考えの粕《かす》を読んでおられるのですね」「わたくしが車輪を造るとき、微妙な勘どころは実地で身につけるしかありません。口で説明することはできません。子どもに教えることもできません。昔の聖人もその考えのいわく言いがたい部分を文字にすることはできないはずですから、お殿様が読んでおられるのは、大切な部分を除いた粕の部分なのでしょう」

溝口さんは実務の人である。長い年月、臨床の現場での工夫と修練を続けてこられた。カウンセラーとしての対話の場のなかでの自分自身を見つめてこられた。重度のケースも多かったので、転移・逆転移のテーマを見つめざるをえなかった。この種のテーマへの取り組みはしばしば孤独な作業であり、また確かな結論に到達することは少ない。おおむねは、「認識のようなもの」「台所の知恵」に溢れた自由連想の世界となる。いわく言いがたい部分の氾濫である。そうした溝口さんが頼まれて折々に書いた文章が一冊になった。多少は整理されているのだろうが、自由連想の世界は残っており、ああ考えてはこう自問するという具合で、すっきりした結論に到達することは少ない。「だったら、本なんか出さなきゃいいじゃないか」と正当な反論を連想した人はこの本に最もふさわしい読者である。車輪を造っている職人は、弟子や同好の士が傍らにいるとき、いや誰もいないときにも、工夫や試行錯誤している最中に独り言ふうに呟くはずである。職人が自らに向けて語る言葉を傍らにいて聞いた人は、いうに言われぬ勘どころの辺りを聞いたのである。

本書は溝口さんがいくらか聞き手を意識しながら語った自由連想の世界であるから、どの章から読み始めても、そこに職人たる溝口さんがいるので、他の章の「気分と雰囲気」がそこここにほの見えていることがあり、一種の入れ子構造をなしている。だからまず、「あとがき」と「終章」を読み、次いで目次のなかから気になる章を選んで読み進むのが良いだろう。そして、下線を引くのではなく、余白の部分に、同意・反論・連想を書き込みながら読み進むことをお勧めする。職人の傍らにいて独り言を聞きながら心のうちで職人と対話しているイメージである。

本書はボクにとって格別の歓びがある。三〇数年前ロンドンから帰ったとき、ボクはパデル先生とのスーパービジョンでの「崩壊と再建」の体験をわが国の後輩たちに伝えようと決心していた。溝口さんはその体験をポジティヴなものとなしマーガレット・リトルの「破壊と創造は不二」の信念に到達された。ボクは崩壊と再建をへてパデル先生とは異なる世界、自身の資質を生かす世界を得た。溝口さんは崩壊と再建をへてボクとは異なる自身の資質を生かす世界に到達しようという地点にいる。ボクがもっとも重要と見なしている文化が着実に伝承されているのを目にして、ボクは亡きパデル先生への師恩に報い得た歓びを味わっている。

本書をお座敷にいる殿様の気分で読まないでほしい。対話しながら書き込みをしながら読み進んでほしい。そうすることで読者の幾人かに、ささやかでも崩壊と再建の体験が生ずるなら、溝口さんの歓びはボクと同質のものとなるだろう。反論をたくさん書き込んでくださった読者に殊にその期待を掛けてよさそうな、何となくそんな気がする。

（初出　同書）

追想　このころボクは、古稀記念出版『「現場からの治療論」という物語』の構想を練っていた。その影響のせいで、入りくんだ論になっている。

八、古稀（二〇〇六～）

数え年の七〇歳、古稀となった。なんだかひどく身軽になった気分と、死への準備が心の芯となった。これまで心の底に沈殿していた小さな思いの数々、を文字に移すようになった。

『うつ病論の現在——精緻な臨床をめざして』書評

広瀬徹也・内海健編、星和書店、二〇〇五

学会のシンポジウムには、いつもガッカリさせられる。本来は口火切りの役割であるはずの壇上の人々が喋るばかりで、フロアを含めた討論はほとんど行われない。あれではシンポジウムの語義を満たしていない。しかし、時間の制約もあるからと憤懣をなだめて会場を後にするのが常である。本書は「各分野の代表的論者が……縦横に論じ」ている一泊してのワークショップの記録であるから、時間はたっぷりある。だが期待は裏切られる。豊穣な内容であったかもしれない討論の記録は抹消されている。

己の分を守りその領域を精錬してゆくのは職人の本質である。異なる分野間を結んで一つの世界像を描こうとするのが学問の志でありロマンである。したがって、学際的・越境的であるのが、学問の志向である。シンポジウムは学問の本質である。だから集まるのである。討論を軽視したのでは、優れた研究職人衆の親睦会になってしまう。

臨床の場で一人の患者を前にしたとき治療職人は、さまざまな研究職人の知見についての断片的な知識を動員して、内なるシンポジウムを行わざるをえない。自らを治療職人と規定しておられるかに見える笠原嘉先生の論述は、その優れた例である。そこには内なるシンポジウムを執り行う際の独自の方法論を見ることができる。それは学問そのものである。学問は常に発展し続ける。つまり常に未完成である。研究職人衆のシンポジウムに期待するのは完成された方法論ではない。先端にいる論者たちの方法論への模索の現状である。それを見せてもらうことは、治療現場での内なるシンポジウムの方法論模索の先達の機能となるのである。思うに、論者各人は精神病理学の分野の方々なので、治療もなさっているはずである。二足のわらじの日々のなかで、内なる方法論模索と研究職人としてのシンポジウム軽視とは、どのように解離して在るのであろうか。

個々の論文の質は深く、学ぶべき知見は多いので、読者の側でシンポジウムをしながら読み進むしかない。幸い、統合的視界を提示する神庭重信先生の総論が冒頭にあるので、それと末尾の笠原論文とを準拠枠にして、個々の論文の位置づけをしながら読み進むのがよい。その際「この人は、犬にもうつ病があるという視点なのか」と「この人は、猿の精神病理学も考えているだろうか」と問いかけながら読み進むといい。各論文の質の評価をする目的ではなく、読者自身に馴染む、つまり自身の内なるシンポジウムに参加させたい研究知見であるか否かを判定する目的からである。ちなみに評者は、犬にもうつ病があり、精神病理学があるとする立場をとっている。生物学と精神病理学との、とりあえずの出会いを作るためであり、治療現場でのアイデアの自在性を増すためであ

る。（初出「精神療法」三二(二)、二三一頁、二〇〇六）

追想　身軽になって、言いたいことは言っておこうという気分になり、かといって「歯に衣きせぬ」物言いは苦手なので「歯に皮肉をきせる」表現をさらに磨こう、と心がけるようになった。

＊　＊

『現代精神医学定説批判――ネオヒポクラティズムの眺望』書評

八木剛平著、金原出版、二〇〇五

一般には知られていないが、医科大学では治療学の授業は行われていない。卒業し、国家試験に合格して医師免許を得たのち、先輩に指導され、自身で経験から学びながら治療法を身につけてゆくのが、医師の職業人生である。したがって、最新の知識などは知らず、免許の再審査制度が発足したら不合格確実の、評者のような老医のほうが、八割がたの病気の治療については、大学の先生より上手なのである。

大学の授業で学ぶのは、著者の言う「発病論的治療観」に基づく、病因を突き止めてそれを治療するという、悪者退治の治療方針である。たとえばインフルエンザが流行すると、原因となっているウィルスの型を突き止めて、それへのワクチンを作り予防を図る。できればウィルスを退治する薬品を開発したいと考える。

他方、ウィルスは蔓延して住民全員が感染しているのに、一部の人しか発病しないし、経過にも個人差が大きいのはなぜなのか、ウィルスを退治するとなぜ病気が治るのか、に目を向けると、著者の提唱する「回復論的治療観」「病人の自己回復力を前提とする……ネオヒポクラティズム」の医療論が登場する。

感染症の病因と見なされたものは外部からの侵入者だったから、悪者退治の治療論が成功し、その治療観が医学全体のモデルとなった。だが、感染症以外の多くの分野では、うまく行かなかった。その理由を列挙すると、①ウィルス感染症においてすら、インフルエンザという「病」の発症を単一病因に帰せられないのだが、多くの病では発症の条件はいっそう多岐にわたっている。治癒への条件はさらにいっそう複雑である。②発症条件の多くは生体内部にあるので、悪者退治の姿勢では、生体内のあるいは訴えの中の異常部分をことごとく敵視する医療が出現する。虱《しらみ》潰し医療である。新たな検査を受けるたびに、なにかを訴えるたびに、持ち帰る薬袋が大きく重くなってゆく外来風景は、その典型である。③自己回復力の動きは揺らぎながら進むので、一過性には異常な外見を示すことがあり、それを病因の類と見なして壊潰することは自己回復力を潰すことである。風邪による熱を解熱剤で下げると回復が遅れることは、すでに証明されている。②と③が合わさると、発症条件も回復条件も、すべて壊潰しに退治してしまい、ほどほどに治っているが永遠に完治しない宙ぶらりん、別名「慢性化」という医療の囚われ人が完成する。

本書の表題を見て、精神医学に限定された論説だと即断しないでほしい。著者は精神科の第一級の臨床家でありかつ精神薬理学の先端を歩いている。それゆえ、掌中のものである精神医学を焦点にして論を進めており、表題に偽りのない内容である。病因を探索する発病論の姿勢は、テクノロジーの発展に助けられて、脳内にさまざまの異常を発見し、それをもって精神疾患脳病説の証拠とみなし、それを退治して正常化することを目指す治療方針を邁進しているが、回復論の視点からは、それらの異常を、自己回復力の活動としての揺らぎとみなす十分な根拠があることを説く。

だが評者は、むしろ、著者の論述が前述した現代医学全体の問題点をも剔抉《てっけつ》していることを強調したい。試みに、第三章「うつ病は治療で治るのか」の、七一頁「現在、うつ病はどのように理解されているか」と、九四頁「病気とは何か」に目を通してほしい。わずか六頁の中に、現在の医療の根源的な問題点が指摘されている。皆さんの誰もが、うつ病状態の近くにいる。それに限らず、医療の現状は他人事ではない。（初出「こころの科学」一二六、一二九頁、二〇〇六）

追想　八木剛平先生の義憤を聞くと（読むと）喝采してしまう。年頃も同じで、同じ時代を生きてきたことも一因だろう。ボクは先生のように率直に語ることができないのが口惜しい。

＊　＊

『在宅ホスピスのススメ――看取りの場を通したコミュニティの再生へ』書評

二ノ坂保喜監修、木星舎、二〇〇五

ホスピスという言葉で癌や難病を連想するのは早とちりである。ずいぶん以前、テレビの対談で、日野原重明先生が「医療は最後には負ける戦ですから……」とおっしゃった。その頃、僕は、人の集まりの中にいるとき、きまって連想していた。「僕を含め、ここにいる人は、百年後には誰もこの世にいないんだよなあ」と。哀しさといのちへの愛しさを伴った無常観強迫とも呼べるこの自生観念は、今は、いつのまにか薄れてしまっている。

老人の増加や尊厳死や自死にまつわる報道などがきっかけとなり、「死」のテーマを身近なものと感じ、死生観やみずからの旅立ちに思いをはせる人は増えている。だが、いかほど詳細な死生観を思い描いてみても、末期の僕は無力である。孤独死か自死を選ばないかぎり、尊厳ある最後になるかどうかを他者に委ねるしかない。入院している場合は、色々な医療機器に繋がれて、半分は機械に委ねているありさまとなる。そして「最後に、庭の桜を一目みて、お茶を一杯飲みたかったなあ」などと思うことになる。

昔は当然のことであった自宅死は難しくなった。その理由の四つ五つは、誰でも即座に思いつくことができよう。そして、自宅死への願いや美しい死生観を、机上の絵として消し去る。諦めである。

だが本書は、その諦めが早とちりであることを示してくれる。希望再生へ賭けた人々による奮闘と達成の実録である。「私は私の人生の主人公」「人生の物語を共に完成させる」ことが「人間の尊厳を最後まで守る」「人権運動としてのホスピスという視点」だ、との理念を掲げた活動の実践記録である。その成果は、今は故人となった老人と、それを囲む家族やボランティアの、写真の中の笑顔が証明している。

記録を読んでひとつ気がついた。在宅ホスピスというケア活動では、方針選択に際しての意向の優先順位が、本人↓家族↓訪問看護師↓在宅ホスピス医師↓病院医師、となっている点が活動の理念を映し出している。従来の医療では、この矢印がほぼ逆向きになっている。本人の意向は、しばしば流れの末端に置かれ軽視されている。

人としての意向を尊重されることは「生き甲斐」の基盤である。治療の手立てがないとの理由で在宅ホスピスに移され、結果として心身が改善したケースの記録を読むと、病院で最後を迎えることになりそうなわが身が哀れである。

自宅死の恩恵は当人だけのものではない。種々の理由で自宅での看取りを諦めていた家族が、在宅ホスピスのネットワークに支えられて肉親との別れを達成したときの充実感を読むと、病院死の蔭に家族の罪悪感が密かに流れていることがわかる。さらには、曾祖母を看取った子どもの手記も収録されていて、子どものこころが豊かな別れの体験を刻んでいることが読み取れる。

「在宅ホスピスにおいて中心的な役割を担うのは、なんと言っても看護師です」。苦労がいちばん多いぶん、生き甲斐も大きい。従来の医療システムの中で、創造性を逼塞させられてうつ病になっていた優秀な看護師が、在宅医療では縦横に活躍する。そして医師もまた、医療者を志した初心が蘇り生き生きと活動している。

本書は理念を語るよりも、実践のありのままの記録を意図している。それゆえ、自宅死は不可能だとして、僕らが思いつく理由のすべてがクリアされていることが納得できる。自宅死を可能にする方法はすでに実行されているのである。

唯一クリアされていない条件がある。経済的理由である。現在の在宅ホスピス活動は、医療者の良心とロマンに支えられている。このままでは主潮流となりえない。本書を一読し、自分もこのようなネットワークに看取られて死にたい、と思う人の輪が広がり世論となってゆくことを願って、僕は書評を買ってでた。自分自身に間に合えばいいが。

（初出「こころの科学」一二八、九二頁、二〇〇六）

追想　「終り良ければすべて良し」という。マザー・テレサの活動の一部はこれである。文化国家では悪い終りが多すぎる。

＊　＊

『医療・福祉現場で役立つ　臨床心理の知恵Q＆A』書評
江花昭一監修、吉村佳世子編、日本放射線技師会出版会、二〇〇五

一六・五センチ×一一センチ×一・五センチのケースに入った小さな本である。バッ

グの中に忍ばせて、多忙な勤務の合間に少しずつ読めるようにとの配慮であろう。たしかに、横浜労災病院心療内科の現役のスタッフが分担して書き上げた本書は、小さい外見の中に臨床現場の知恵がぎっしり詰まっている。既成の心理学書からの引き写しなど皆無であり、すべて著者たちの体験と日々の討論から蒸留された内容である。その質は、かいなでの書評を拒否している。そこで、従来の書評の形式を捨てて、はじめから読み進みながら、評者のこころに響いた助言を抜き書きしてみることにする。

「出会う前から関係は始まっている」「患者さんとのコミュニケーションは別れた後もイメージの中で継続していくものです」「自分の状態を整えておく」「親しみは言葉ではなく、声の調子に込める」「挨拶で患者さんを観察する」「自己紹介は信頼関係を結ぶ行為」「先入観を消すことはできません。そこで、先入観が偏見や予断にならないよう、日頃から自分が持っている先入観について自覚を持つよう心がける」「話を聴くとき、しかし、でも、だけど、という三つの言葉……をなるべく使わないようにする」「開かれた質問と閉じられた質問を使い分ける」「未来型の質問と過去型の質問」「昨日眠れなくて、辛かったんです、と患者さんが語ったら、気持ちの部分に焦点を当てて、辛かったのですね、と繰り返す」「目の前の患者さんは、その年齢や職業にふさわしい人に見えるでしょうか？」「患者さんから何か特殊な匂いがした場合も、それは注意に値するサインです」「面接中に沈黙が続いたとき……意識レベルが低下し、ふと黙り込んでいるように見える場合があります」「枕ことば……本題に入る前に相手の注意をひきつける……一言を……使おう」「一つの文章に一つの情報を」「患者さんに期待する」「過去を振り返るより……未来に焦点をあてた質問をする」「笑顔での終了を目標にした時間配分を考える」「自分以外の人間の気持ちをコントロールすることはできない」「患者さんに対応策を教えてもらう」「怒っている患者さんへの対応で一番悲劇的な終わり方は、スタッフの逆ギレです」「怒りの背後には、自分が大切にされていない悲しみがあります」「身の危険を感じたらすぐに逃げてください。……あなたが被害者になるばかりでなく、患者さんを加害者にしてしまうことになります」「死にたいと訴えることは……ようやくSOSを出せるようになり、援助を求めている状態に変化したとみる」「命を救うために何もできない、ことと、役に立たない、こととはまったく異なります」「死について語ることはタブーではないという態度で患者さんに臨みましょう」「一人の患者さんにチームでかかわることの弱点とは、そのチーム全体が患者さんに振り回されてしまうことです。集団でかかわること自体が、チーム医療の弱点なのです」

これ以外にもたくさんの助言が、わかりやすい説明を添えて語られている。

実はケースの中には、もう一冊『医療・福祉スタッフのメンタルヘルス』という薄手の助言集が入っている。スタッフの心身保護のための、これまた有用な助言の数々が語られている。「自分のストレスサインを知っておこう」「勤務態度、表情や身体に現れる兆候」「言動、対人関係に現れる兆候」「内なる本音に耳を傾ける」「燃え尽き症候群」「他のサービス業を参考に」「コツをつかめばとっても簡単な呼吸法」「イイ人でいることを少しやめてみる」などなどである。

が、視点を変えると、そうした助言集が必要であるのは、ここで紹介している優れた助言の数々を実行することが、スタッフの心身にとって相当なストレスであることを示唆してもいる。

ケアする者もされる者もともに同時並行して癒されてゆく技法が創出されて、二冊が一冊に纏まる日が待たれる。（初出「こころの科学」一二九、一二〇頁、二〇〇六）

追想　技法はおそらく、完成されてはならないだろう。常に変化し成長する技法にこそ、いのちが籠《こ》められるはずだから。

＊　＊

『抱っこしてもいいの?――子どもに学ぶ子育てのヒント』書評

山田真理子・原陽一郎著、エイデル研究所、二〇〇六

著者両名の職場、九州大谷短期大学では、保育士を目指す学生を、入学直後から近隣の保育園に実習に出す。保育についてまったく白紙の状態で、彼ら(彼女ら)は最前線に放り込まれる。当然戸惑いと疑問とが噴出する。その疑問を正面に据えて、アフターミーティングの形で教育が行われる。徒弟修業の平成リフォーム版である。学生の提示する疑問それぞれに著者両名の応答がなされ、それを収録したものが本書の幹をなしている。教師からの応答は決して正解を与えてはいない。保育マニュアルを詰め込むのが教育ではなく、現場で疑問を出しそれについて考えながら行動する、その姿勢を身につけさせるのが教育であると教師が信じているからである。その姿勢から繰り出される応答は魅惑的で暖かい。

収録されている疑問は六五個ほどで、それぞれ二~三ページの応答が提示されている。本書の表題は第一問そのままである。「四歳の子どもの一人を抱っこしたら」次々とみんなが「抱っこして」と求めて収拾がつかなくなって困ってしまった学生の問いである。教師の答えは、抱っこは、①守ってもらう→②じゃれつき→③抱き上げてもらって高い

ところから見下ろす、と順に発達して行くので、どの段階の欲求であるかの見定めで対応が異なること、今の子どもたちには②の、身体的かかわりの遊び、が欠けていることの指摘に及んでいる。

なにしろ、意欲だけ旺盛で知識も経験もない実習生の現場での疑問なので、次々に思いもかけない質問が飛び出す。「自分でできることはどこまでさせる?」「絵を描いてっていわれたら?」「子どもが一人で絵を描いているとき、ただ見ているだけでいいのか?」「しゃがんでいたら、子どもが乗っかかってきた、どうしたらいいか?」「一歳の子がトイレを済ませたあと、パンツをはこうとしない」「三歳児の激しい喧嘩」などなどの、われわれが日常見慣れてしまい、疑問に思うこともなく、その場限りの、あるいは習慣化した対応で流してしまっている事態がテーマとして提示され、質問自体の深化と考えの進め方と観察の勘どころが教授される。読んでいて楽しいし、しばしば新鮮で教えられるところが多い。この教育システムの中で学ぶ学生は幸せだと思う。

教授は発育と発達の視点からなされるが、根幹をなすのは、からだの感覚から知識・技術までの、切れ目ない発達過程を助けるとの姿勢である。学生に対してもそうであり、子どもたちに対してもそうである。すなわちフラクタルの構造がある。

出生の時点でのヒトは、他の動物に比してひどく未熟な個体である。それゆえヒトの子は、他の動物が胎内ですでに卒業している発達過程を出生後に果たさねばならない。まずは、からだや感覚や運動の発達でありそれらの協調・統合である。ついで、群れ動物としての他の個体とのかかわり機能の発育である。これは純然たる学習ではなく、資質の開花である。したがって、この時点までの育児援助は、資質の開花に寄り添い、妨げないことが要点である。言いかえれば非言語水準の発育段階とその援助である。もっぱら学習に依存する言語学習や技能訓練をこの時期に導入することは、非言語水準の発達過程をすっ飛ばすことになり、結果として、育児因性の発達障害者を造ることになるであろう。人間として成長する以前に、あるいは基盤として、動物たるヒトとしての資質が十分に発育することが必要であろう。動物としての資質の十分な開花は、個体が親獣となった際、ことに重要である。親子関係をめぐる昨今の奇怪な事件は、早期知育教育に由来する、ヒト獣としての未発達な親獣がもたらした悲劇なのかもしれない。これから親となる人間に本書を薦めたい。自他の内なるヒトに思いを向けてもらいたいから。

（初出「そだちの科学」七、一四〇〜一四一頁、二〇〇六）

追想　文字知育から入って体験世界に進む子は、あらかじめ色眼鏡をかけて外界を知覚することになる。文字知育を経ずに体験世界に入る子は、見れども見えずである。だが、細胞レベルで何かを感知している。文字知育になじまない何かを。

＊　＊

「老人に要らないもの要るもの」　エッセイ

しわがよる　ほ黒《くろ》が出ける　腰曲がる　頭《あた》まがはげる　ひげしろくなる
手ハ振《ふる》ふ　足ハよろつく　歯も抜《ぬけ》る　耳はきこへず　目ハうとくなる
身に添《そう》は　頭巾　襟巻　杖　目鏡　たんぽ　おんじゃく　しゅびん　孫子手《まごのて》
聞きたがる　死《しに》とむながる　淋しがる　心ハ曲る　欲深ふなる　くどくなる
気短になる　愚《ぐ》ちになる　出しゃばりたがる　世話やきたがる
又しても　同じ咄《はな》しに　子を誉《ほめ》る　達者自まんに　人もいやがる

人の哥

大好きな仙厓和尚による「老人六歌仙画賛」（出光美術館蔵）である。ずいぶんと思い当たるものがある。それがどれとどれであるかは明かさない。

老いと死については幼い頃より考えてきたが、自ら老人になってみると予想外もあり、新鮮な気づきもある。老人医療や介護に資することを願って、少しばかり語ってみよう。早速、仙厓さんに「それぞれ」と揶揄されるおこないであるが。

老人は失って無に帰る道を歩いているのだから、要らないものから考えてみると、まずあげるべきは「財」である。西郷南洲は「児孫のために美田を買わず」と言い、清廉な生き方の例証として語られるが、もっと世俗的な知恵がある。遺産をめぐっての骨肉の争いは巷間、例外を見出せない。財を残さないことが児孫間の宥和へのはかりごとである。さらにまた「くれてやる金が子どもを狂わせる」とも言う。後の句はたしか「貧乏暮しは親の慈悲なり」だったかなぁ。

財と似たものに地位、権力がある。それを持っている老人は後継者問題で悩む。しかしその悩みの本質は私欲である。私欲を捨てれば「あとは野となれ」という簡潔な解決法がある。そうか、財についてもその解決法でよいのかもしれない。

名声も似たものだが、死後の相続の問題は少ない。老いの静謐を妨げる邪魔となるだけである。対処法としては「良いところを見せよう」としないことである。これもまた私欲のテーマである。欲を出さなければ、ほどよい速度で名声は冷めてゆく。「良いところを見せよう」とするのは見返りを求める欲である。愛情とか善意とかが見返りを求めると、私欲の世界となる。ボランティア活動は老人にこそふさわしい。寝たきりになっても、それは可能である。認知症になっても、その活動の遺蹟らしいものが見つかる。「世話やきたがる」は見返りを求めないボランティア活動の類であることが多い。

老人も生きているのだから、何より要るものは健康である。老いが現実のものとなると、長生きよりも健康がほしいという気持ちになる。しかしこれは着実に失われてゆく。健康を追い求めることは私欲の極である。むしろ日々移り変わる心身の状況に合わせて、そのときを十全に生きるように心がけるのがよい。これは人生全体のフラクタルでもあり、老人になってようやく人生全体が見えてくるのはそのゆえであろう。

生きている日々は他とのかかわりのなかにあるから、老人もまた他と関わる生き方を必要とする。そのかかわりのなかでは「思いをかける」ことの方が、「思いをかけられる」ことよりも大切であるような気がしてきた。孤独死が報道されることが多くなり、老人の悲惨な生として受けとられているが、老人の立場からはさほどのこととは感じられない。報道に洗脳された老人の場合はちがうのかもしれないが……。

生きるには衣食住が必要なので、それをまかなうだけの金銭は欠かせない。年金や自ら費やすための蓄財はそのためだけのものである。このことを失念して、欲に走った老人の悲劇が毎日のように報道されて心痛む。

老人には、死への準備が必要である。死は確かなものであるから、死への準備に注意を向けている老人の心は確かなものとなる。

死の準備に必要なものが二点ある。ひとつは過ぎ去った日々や人々や事物に「思いをやる」ことで、自分の人生をまとめ、把握することである。「回想録」は、本質としては自分自身を読者として書かれる。そうでないものは生臭い。したがって文字として残されることは必要でない。老人医療における「回想法」は、本人が最終読者となる回想録の完成をめざすと本質を失わないだろう。

回想録はもっぱら過去からの流れを俯瞰するものであるが、そのまとめとしての、現時点（死の時点）での結論のようなものが老人に必要である。人生観・世界観と呼ばれる総括である。「回想法」の実施にあっては、これを聴取する、あるいは完成させてあげる心積もりが治療法の要となる。

ボクは精神科医療にかけてきた人生を総括し、「物語」として上梓した。これで永年のこだわりを脱却することができる。残りの人生は精神科医療にとらわれない、雑多な「治療法」「養生法」の発明につかいたいと思う。

ボクの最大の特質である好奇心を生かした老人としての楽しみは、ボランティア活動である。「世話やきたがる」である。（初出「学術通信」八三、二～四頁、二〇〇六）

追想　精神医学から身を退き、語るとき書くときは、回想の活動としておこなうようになった。精神医学にとらわれない治療法・養生法の開発に意欲が向くようになった。

＊　＊

『転移分析――理論と技法』訳者あとがき

マートン・M・ギル著、神田橋條治・溝口純二訳、金剛出版、二〇〇六

ほぼ四〇年前、境界例の人々との転移・逆転移関係の渦の中で道に迷っていたわたくしに、師匠である西園昌久先生はマーガレット・リトル（M. Little）を読むようにすすめてくださった。彼女からわたくしは逆転移のポジティヴな意義を学ぶことができ、現在まで続く自分なりの視点を得た。その後、転移解釈の技法論にゆきづまっていたとき、西園先生はマートン・M・ギル（M. M. Gill）の出たばかりの論文を示してくださった。

月日がたち、わたくしの指導を求めて来られる方々のなかには、転移・逆転移の世界を生きようとする志向をもった方々が多かった。類は友を呼ぶのであろう。

そのなかの一人、溝口純二さんとM・リトルとM・M・ギルという、わたくしの歴史

上の大切なお二人の著作を共訳することができた。今では溝口さんは心理臨床の業界のリーダーの一人であり、転移・逆転移という関係論の視点から後進の指導にあたっておられる。文化の伝承というテーマを自分自身の体験として味わうとき、重い感慨がある。

本著はギルの理論の著作である。しかし末尾の引用文献には自らのものが五篇しかなく、そのなかのいくつかは表題から察するに理論的著作でない。

ギルは治療者である。治療の場を生きる者は言葉以前の体験を自らの心身に蓄積しており、そうした人が論をまとめようとすると、すっきりした構造になりにくい。常日頃、自己の心身内でくり広げられていた論争をぶちまけたようなものになる。

ギル自身はこれでも言い足りないくやしさを噛みしめていたことが行間からくみ取れる。そのぶん、訳業は難渋した。遠からず訳出する予定の第二巻実例集を参照してもらうことで、はじめて理解してもらえる論旨が多々あるであろう。訳者としての力不足の言い訳でもあるが……。（初出　同書）

追想　どうした偶然なのか、ギルの著作のいくつかが、他の方々の訳書として出版された。どれも良書である。それもあってか、第二巻実例集の訳業は頓挫したままになっている。

『統合失調症の治療――理解・援助・予防の新たな視点』序

原田誠一著、金剛出版、二〇〇六

まず、一三頁にある患者家族の手紙を読んでください。これは、統合失調症を病む患者や家族みんなの声でしょう。多くの精神科医がこの声に耳をふさぎ、神経伝達物質異常という仮説（これが仮説の水準にあることは八木剛平先生の著述に詳述されています）にすがりつき日々を送っています。その結果は、多剤併用・大量投薬となり、それにより引き起こされている無気力・不活発も病気本来の陰性症状に算入されてしまいます。

そうした風潮を打破しようと、努力と工夫をかさねている精神科医もたくさんいます。挑戦者です。一三頁の患者家族の声に応えようとする専門家たちです。原田誠一さんも、かつて若き挑戦者の一人でした。いまやベテラン精神科医となった原田さんは、これまでの工夫の成果をまとめて世に問うことにされました。嬉しいことです。

自身はまだ中間報告の段階と位置づけておられ、今後も試行錯誤を続けて行かれるのですが、現段階ですら、十分に豊穣かつ有用であり、治療現場を活性化することが確かです。むしろ、新鮮な気づきが多すぎて、読者にめまいの感覚を引き起こす危惧すらあります。そこで、読者のための若干の導入を書き記すことで、序に代えようと思いつきました。

薬物療法が主流となっているのは、確かに有効だからです。つまり統合失調症は、脳という臓器が傷んでいるのです。胃や腸といった臓器が傷んでいる場合と同じなのです。胃という臓器が傷んでいる場合も薬を投与します。症状や治療計画に合わせて薬の種類はいろいろです。だが、胃の病のとき薬を飲んでいるだけでは治療は不十分です。やたらと量を増やしても駄目です。絶食して胃を休めたり、消化の良いものを食べたり、禁酒・禁煙したり、良く噛むようにしたりして、胃の仕事の負担を軽くします。また生活全体を見直して、ストレスを減らしたり、逆に、運動や娯楽などを取り入れたりすることも胃にとって治療的な場合があります。そこには個体差がありますので、治療者と患者が話し合いながら工夫する必要があります。また胃の傷みの結果としての、痛みや食欲不振や吐き気などの症状も、それが生み出す生活のし辛さを軽くするように工夫すると、日々の生活が改善されることを介して二次的に胃の自然治癒力を助けます。さらに、胃の病が慢性になると、いろいろな治療的配慮を家族や職場が担うことが必要になり、勉強し理解を深めることで、より賢い援助者となれます。そうした胃に対する多面的な治療や養生は、つまるところ胃の自然治癒力を助けるという一点に集約されるのです。脳という臓器の場合も同じであり、症状が多少風変わりであるに過ぎません。

この本に盛られている療養の知恵は多種多様ですが、胃病の場合と同じで、多面的にいろいろ試してみるのが良いのです。そうやって、自分に合う方法を探すのが正しい読み方です。なかでもこの本の中心となっている、「幻聴への対処法」は、全部を一度に理解しようとするのでなく、何となく気に入った部分だけを実行してみるというやり方で、実際に試しながら、少しずつ読んでゆくことを勧めます。何しろ中身が濃いからです。

原田誠一さんの現場での挑戦が、次々に進展・深化してゆくのが楽しみです。養生や援助の研究は、単なる台所の知恵であるに止まらず、統合失調症の本質への肉薄という側面も持っているのです。

参考図書　八木剛平『現代精神医学定説批判』金原出版、二〇〇五

（初出　同書）

追想　昔、精神分析治療が最盛期にあったころ、精神薬物の使用は分析治療の妨げになるからひかえるように、とのエキスパートオピニオンが盛んであった。半世紀ほどを経た昨今、真偽は不明だが、精神分析を好いている精神科医は薬が多剤大量投与だ、という噂を聞くことがある。何がどうなっているのか。哀しい。

『心からのごめんなさいへ——一人ひとりの個性に合わせた教育を導入した少年院の挑戦』書評

品川裕香著、中央法規出版、二〇〇五

「健全なる精神は健全なる身体に宿る」の原意は「宿りますように」との願いであることが広く知られるようになっても、文言自体は依然として言われ続けている。おそらくさまざまなスポーツ活動が精神の涵養に役立っているとの経験がそうさせているのであろう。他方、頑健な身体を用いた非行や犯罪も世にあふれており、そうした少年たちを収容し更生を図っているのが少年院である。そこでは、生活の矯正やカウンセリング的指導が行われてきた。ところが、そうした従来の矯正指導が効果を挙げ得ない多くの少年がいることに気がついて、画期的な教育法を創案した人々がいる。本書の舞台、宇治少年院である。これまでの、「こころ」からの矯正指導、すなわちカウンセリングに代表される、共感と絆を当てにする指導は無力であり、「からだ」からの接近で活路を見出したのである。その方法はいわゆるスポーツではない。立つ、行進する、回れ右、前へならえ、ジャンプ、箸使い、から始めて、黙って他者の言葉に耳を傾けること、文章の指導と、ごく基礎的な行動を段階的に習得させてゆく。指導は個々の少年独自の不器用さの克服であるから、当然、個別的なものである。成果は目覚ましい。一個の不器用さを乗り越えた際の少年の喜びと教官への感謝は、意図していない共感と絆さえ生み出し、ついには、社会にいたときの行為についての罪の意識を持てるようになり、表題である心からのごめんなさいへつながってゆく。

そうした成果よりもこころを打たれるのは、少年たちが長年、自身の不器用さに気づくことも指摘されることもなく、ただ結果だけを評価され続け、自己卑下と困惑と投げやりという諦めの中にいたと口々に語ることである。その日々を思いやると、言葉を失う思いがある。基礎的な、言わば動物レベルの神経活動に不備があると、その上に積みあがるはずの人としての学習がちぐはぐなものになりがちなのだろう。それを、こころのレベルの方策で克服しようとするもがきが非行の形をとるのであろう。

この報告は、脳障害児の治療訓練であるドーマン法を連想させる。ドーマン博士は、人の運動機能は乳児の早期の動きの能力が次の機能を下支えするという層構造になっており、より低次の能力に不備があると、その上に積みあがるはずの機能が不器用になるとの理論を基に、低次の運動機能を徹底してトレーニングすることによって目覚ましい効果を挙げている。ドーマン博士の理論は、こころの領域にまで敷衍可能なのであろう。

ＡＤＨＤなどの発達障害を持つ児童が、自己の障害を高次のレベルで克服しようともがいた結果として、性格障害や犯罪の表現形をとることが少なくないことが知られるようになっているが、本書で注目すべきは、宇治少年院の人々が、発達障害と診断して上述の訓練をしているのではない点である。彼らは「発達障害に似た状態を示す子どもたちがいる」との観察から出発している。そうした子どもたちはメタ認知（自他の状況を認知し絶えずモニターしながら行動を制御し続ける能力）が弱いという共通の特徴があることに気づき、上述のトレーニングを開発したのである。なるほど、行進や回れ右にはメタ認知のごく初歩的な機能が含まれていることは理解できるし、その上に高次の機能が積みあがっていくのも理解できる。さしずめ「健全なる精神は健全なる低次の心身活動に宿る」であろう。

彼らはメタ認知能力の不備を、必ずしも生来性の器質的な原因によると考えてはいない。要するに、低次のトレーニングがなされていないことが問題なのであって、その理由は色々だとみなしている。だとしたら、低次の遊び活動を犠牲にして高次の知育訓練に勤しんでいる向上心に燃えた子どもたちは、メタ認知の訓練の不足があり、共感や絆の能力に欠けたところがあるかもしれない。皆さんのお子さんは、犬猫や池の鯉のような優美な身のこなしがおできになりますか？　お箸でお魚の身をほぐすのが上手ですか？（初出「こころの科学」一三二、一〇八頁、二〇〇七）

追想　この本がきっかけで、ボクは、軽い発達障害の発見と養生の援助、へ邁進するようになった。

＊　＊

『分析の経験――フロイトから対象関係論へ』書評

N・シミントン著、成田善弘監訳、北村婦美・北村隆人訳、創元社、二〇〇六

すばらしい本である。まず三種の読者層を想定することで、すばらしさを示そう。それぞれの読者が、新鮮な視界を拓かれる本である。第一のグループ、精神分析に関心があるがどこから接近したらいいか迷っている人、あるいは、精神分析を胡散臭いと感じている人は、この一冊を読むだけで、精神分析という文化の全体像の良質の素描を手に入れ、この文化が登場し存続し続けている必然性と、これが魔術的な技術ではないことを理解できるだろうし、魔術的なものだとみなされがちなのはなぜであるかも理解できるだろう。第二のグループ、精神分析関連の知識が豊富であり、かえって情報の森の中で道に迷った気分に陥っている人は、精神分析の諸流派間の互いの関連を理解し、さらには他の文化との関連をも理解することで、これがマニアックなそれゆえに魅力的な特

殊世界ではなく、常識との連続性の確かな文化であることが納得できるだろう。第三のグループ、精神分析の視点を足場にして治療活動を行っている臨床家、もともと原著者が読者と想定している相手であり、評者もその一人であるこのグループの人は、ページをめくるたびに、目からうろこの衝撃を受けるだろう。あるいは、現在陥っている治療の行き詰まりを打開する示唆を得るだろう。それはスーパービジョンの体験である。

内容紹介の手始めに、目次を示すことですばらしさの一端を伝えよう。まず「背景の説明」として、「精神分析－真実の僕《しもべ》」「精神分析における洞察と感情」「意味の科学としての精神分析」の三つの章が充てられている。ついで、「フロイトの発見」として、一一の章が充てられ、神経学者であったフロイトが催眠を経て精神分析を創設する経緯が語られる。第二・第三グループの読者には周知の歴史であるが、それだけに、著者の独自の視点が描き出す歴史像と精神分析像から目の開かれる思いと知的な充足が得られ、情動の沸き立ちさえ起こる。つぎは「フロイトの同時代人たち」に六の章が充てられ、カール・アブラハム、アーネスト・ジョーンズ、フェレンツィ、そしてユング、がフロイトとの理論面と人間関係の面とが絡み合う形で論述される。学問もまた人の営みだなぁと切ない気分になる。最後は「より深い理解へ」に一〇の章が充てられ、精神分析治療が守備範囲を拡大してきた経過と、それを推し進めた人々による理論面での深化が語られる。登場するのはフェアバーン、メラニー・クライン、ビオン、マイケル・バリント、ウィニコットである。

本書のすばらしさの源泉は著者の視点にある。著者は「精神分析の教科書のこうした奇妙な言葉遣いを理解したがっている」「私の中の六歳の小さな子ども」や「日常語に飢えている」人々に語りかける。そのためには、「私個人に響いてくる理論や技法の側面だけを扱」う。これは英国知識人の標準的な姿勢である。著者が依拠するのは、文学や哲学からの人間知と、自身の臨床体験である。後者からの文言には、しばしば凄みがある。「私の性格のいくつかの欠陥を癒すことを患者に許すと、その経験は患者の自我を飛躍的に成長させると私は確信するようになりました」は一例である。

私事であるが、一九七〇年、評者はタビストック・クリニックで、パデル先生の連続講義を聴いた。一九七七年、パデル先生の引退に際し、先生の推挙により著者が連続講義を引き受け、八年間続けた講義の最終講義録を印刷したものが本書であるという。パデル先生も本を出そうと考えられたことがあり、僕の録音テープをお貸しした。しばらくして先生は「自分の声を聞くのは気分がよくないねえ」とテープを返され、本はできなかった。また、訳者である北村御夫妻は翻訳がきっかけで、現在、赤ちゃん同伴で著者のもとで修練されているらしい。評者は赤ん坊の病気のせいで、単身での留学であった。羨ましい。まあ若干の差異はあるものの、お互い良師に出会えて幸せですね。（初出「こころの科学」一三三、九七頁、二〇〇七）

追想　人と人とのかかわりの中に析出する知恵と行き交う技は、人と人とのかかわりを通してしか伝承されないのかもしれない。北村御夫妻は訳本を出すことに関して、少しばかりの空しさを感じておられるかもしれない。

＊　＊

『こんなとき私はどうしてきたか』書評

中井久夫著、医学書院、二〇〇七

シャーロック・ホームズやブラウン神父が活躍する、本格推理小説の本質は、犯人探しや悪人退治ではなく謎解きです。奇怪で迷路のごとく見えている事件の実相が、名探偵の知性と感性とが生み出す推理によって解きほぐされ、われわれ読者の誰もが納得する平易な絵柄として示され、その落差が快感を生みます。

「ふつうの医療者が理解し実行もできるような精神医学を私はずっと目指してきた」と

自負する中井久夫先生による、これは精神科医療の謎解きです。しかも絵解きの平易さが冴えわたっています。それは、本書が兵庫県の有馬病院における「医師・看護師合同研修会」での連続講義の採録だからでもあるし、先生が老賢人の域に差しかかっておられるからでもあります。

本格推理小説の魅力のもう一つは、謎解きの折々に名探偵がつぶやく謎のセリフです。そのセリフの意味内容は、事件の謎の解明と連動して解き明かされてゆきます。読者は、ワトソン役のややマゾヒスチックな快感を楽しむこととなります。中井先生の連続講義は謎めいた箴言あるいはキャッチコピーの氾濫です。それを列挙することで皆さんを本書へと誘惑する、それを書評の眼目とすることにします。

「病識……あれは医者の一種の帳尻あわせでしかない」「診断とは、治療のための仮説です。最後まで仮説です」「薬に関する苦情を私に言うこと、これがあなたの側の最大の協力です」「面接のたびに薬の飲み心地を問います……飲んでいるかどうかをチェックするのは内科でしょう」「治るということは病気になる前に戻るということじゃないんだ」「まとまった妄想を語るのは言葉にするだけの余裕ができたということです」「保護室には二人で行くようにしてくださいね。二人のほうが、じつは患者さんも安心します」「考えの、無限延長と無限分岐」「じっとしているのはものすごくエネルギーがいります」「デタラメを言えるということは、精神にゆとりがあることです」「幻聴が消えても……きみは大丈夫かね？」「実感は論理より強し」「幻聴や妄想を実りあるものにするために」「『ねばならない』という言葉は患者さんも医療者も使わないようにしたいものです」「つらいときに楽しい歌をうたうようにさせるなどは心ないことです」「暴力はとりあえずの統一感をもたらす」「〇・五五秒遅れの『現在』」「真ん中のベッドの人は治りが悪い」「精神病理学者に多くのものを与えた患者の予後はよくない」「健康な生活への注目は、身体診察です」「精神運動性興奮の時期が、エネルギーがもっとも低い時期じゃないか」「『江戸時間』方式」「回復期は疲れる」「『ゆとり』と『焦り』は筋肉的感覚」「疾病利得と正面からたたかって勝ち目はない」「いい幻聴だってある」「病気がよくなることに耐えられない方がいます」

本書はこれまでの中井先生の著作にはなかったおまけがついています。その最大のものは「錯乱している患者さんを、安全に、ソフトに抑制する方法」を中井先生が実演しておられる連続写真です。そういえばホームズは武術の達人だったと思い出しました。おまけの第二は、先生の精神科治療者としての回顧と、「この本が生まれるまで」というあとがきが添えられていて、講談内容の起源を追えるように工夫されていることです。おまけの第三は、「精神保健いろは歌留多」と題する四八の警句です。なかには「森を

見て　目の前の木を忘れる」「ほめ殺さないように　ほめ殺されないように」など辛辣なものも含まれていて、ふと、ブラウン神父を思い浮かべます。

ボクは中井先生の筆跡を知っているので、表紙の手書き文字はてっきり先生の自筆と思っていたら、どうやら娘さんの手になるものらしい。また、前述の「いろは歌留多」は「一九九二年の初夏に、小学生だった次女と垂水漁港を散策しながらつくったもので……」とあります。表紙を書かれたのと同じ娘さんなのでしょうか。いずれにせよ、ほのぼのとした父娘の情愛の歴史を覗かせてもらい、無性にうれしい気分です。ファンとは他愛のないものですね。（初出「こころの科学」一三五、一一三頁、二〇〇七）

追想　中井先生のファンの中の多くは、先生の著作を本棚に飾って、まだ読み終えていないことを恥じています。この本はスラスラ読めて、しかも本棚の著作への理解を助けます。

＊　＊

『方法としての行動療法』書評

山上敏子著、金剛出版、二〇〇七

今年は美空ひばりの生誕七〇年にあたり、彼女の唄が流れることが多い。同じ一九三七年生まれなので、彼女の幼いときからの折々の唄には、同じ年齢であった僕の人生の出来事が纏わりついており、甘酸っぱい気分が僅かによぎるときがある。山上さんも一九三七年生まれだけれど、僕は早生まれなので、九大入学も精神科入局も一年先輩である。精神科主任教授は臨床の達人桜井図南男先生であった。当時教室員であった先輩や後輩をいま眺めてみると、ほぼ例外なく、臨床現場での素朴な見聞を思考の中核に置く姿勢が共通している。桜井先生の遺産である。僕も山上さんもその気風の中で育った。

一九七一年、山上さんがウォルピ教授のもとでの修練を終えて帰国されたときから、彼女は僕にとって重要な人となった。当時僕は、学会紛争の討論の中で揺さぶられていた。精神分析のさまざまな術語が、臨床現場での素朴な見聞の自然な帰結であるとは思えなくなり、行動療法の術語のほうが納得できるし、治療法として患者が受ける利益も勝っていると感じた。その年、僕はロンドンに留学したが、行動療法との内なる対話は続いており、パデル先生との対話で僕の内なる精神分析が崩壊するのを促進した。以来今日まで二人は、出会うたびに飽きもせず治療の話ばかりしてきた。何かを考えたり論じたりする際に、山上さんからの反論を想定しないときはなかった。誰かをライバルと見なしたことのない僕の人生で、山上さんはただ一人の例外である。

その彼女の集大成と見なせるのが本書である。本書で語っている内容を「日常臨床の随所に役に立ちます」と言い「わたくしの治療法」と呼び、「わたくしは、あと少しの時間、臨床の瞬間瞬間に役立つような技の獲得を夢みながら、この治療法をもって臨床を続けようと思っている」という言葉が僕の心境と同一であるのでそう思うのだが、それだけではない。

彼女は行動療法という技術体系を「①対象を認識する技術」「②変容する技術」「③これら二つの技術の臨床適用の技術」に区分けして、その三種の技術が循環し互いに修正しあいながら進展するという。あらゆる実学に共通する思考体系であり、行動療法という学派を超えている。

僕は実学を志すすべての人に本書を手にとってほしい。そして試みに、序章の症例提示（一四〜二六頁）に目を通してほしい。そこには、序章の後半で語られる「患者のことをわかろうとする治療者の態度」「患者の苦痛の体験を把握しそこに治療を焦点づける」「問題をとりだして治療の対象化をする」「患者の希望に治療をつなげる」など、しばしば対話を中心にする心理療法で重要視されながらスローガンに止まっているものが、具体的な、誰でもやれる技術として描写されている。桜井先生が仰っていて自らはできておられた、しかし技術としては教えることがおできにならなかった「患者の体験を理解する」名人芸が誰でも学べるように記述されている。先生がご覧になったらとても喜ばれるだろうと思う。

僕がとくに本書を勧めたいと思っている治療者は、僕とおなじ対話を中心とする治療者である。この人々には「変容する技術」の記述部分は不慣れな術語が頻出するので拒否反応が起こるかもしれない。その場合は、人はどんな過程で影響を受けるのか、を学ぶつもりで読むと楽だろうと思う。

「治療のすすめ方」を技法として取り出したのは、おそらく山上さんの独創であり、本書の精華である。あちこちに登場するので、それを拾い読みするなら、薬物療法のすすめ方の助言ともなりうる。「仮説と実践と結果の検証を幾度となくくりかえしながら治療をすすめているのである」「治療の初期になんらかの変化が生じるように心がける」などがそれである。山上さんは実学の頂点のあたり、普遍の知恵に到達した趣がある。古希記念出版としなかったのは美意識からなのだろう。ちょっと憎らしい。(初出「こころの科学」一三六、一一二頁、二〇〇七)

追想　山上さんとボクは、職業人として共通の幸せの中にある。臨床という豊かな場に身を置きつづけ、そこで良師を得、かつ師に愛された実感をもっている点である。二人はいま、師から受け継ぎ自らの工夫を加えたもの、を次の世代に手渡す活動に専念している。

＊　＊

『Advanced Psychiatry ――脳と心の精神医学』書評

武田雅俊・加藤 敏・神庭重信著、金芳堂、二〇〇七

学問には魂の若々しさが必須だなあ、というのが本書を読了しての第一の感想である。本書は三碩学の涸れることのない学問への熱情が産んだ力作である。見妄の誇りを怖れつつ私見を述べると、おそらくこの企画を主導されたのであろう武田雅俊先生は、自然科学としての精神医学を確立しようとする立場のわが国における第一人者である。加藤敏先生は、最近旗色が褪せてきたかにみえる精神病理学を、ヒトに関わり介入する場に立ち現れてくる現象を理解して次なるかかわりを発想するのに不可欠の経験知、として再生しようと奮闘しておられる方である。そして神庭重信先生は、資質と体験と生きて

いる文化状況の相互関連として姿を現す「病という現象」という力動論に拠っておられる。

それぞれ学問の立場を異にする三人が、己の得意分野を担当し、臨床精神医学の最新の知見を概観して伝えようとしてくださっている。すなわち、武田先生は「総論」「統合失調症」を、加藤先生は「不安障害」「身体表現性障害」「精神療法」「リハビリテーション」「病跡学」を、神庭先生は「気分障害」を担当しておられる。そして、他の二人の立場に留意しつつも自らの主張を十分に述べようとする覚悟のようなものが心地よい緊迫感をもたらす。確かな友情と競い合いこそ若さの特質であり、馴れ合いによる社交は学問をだらけさせる。自説への固執の方がまだしもましである。

本書の意図は「序」に明示されている。「この教科書は、精神科の専門医を対象として企画され……常に新しい精神医学に対応できる視点を盛り込む」べく、「二〇〇〇年から二〇〇五年までの主要な精神医学雑誌の全ての論文について文献カード」を作ったうえで執筆されている。Advanced Psychiatryとの書名はその意である。しかも「この第一版をプラットフォームとして、今後積み重ねられていく精神医学の知見を取り入れながら改訂を重ねて行き、精神医学のスタンダードとして世の中に受け入れられる教科書の完成というゴールを目指して走り続けたいと思っている」と、熱い宣言で結ばれている。さしずめAdvancing Psychiatryである。

臨床の現場にいる者は日々の忙しさを言い訳に、新しい情報から遠ざかっている。そのせいで全体の流れに疎くなる。たまに新しい情報を得ても、その位置づけがわからないので、薬品会社の宣伝に操られたり、逆に自己の貧しい経験に固執したりする。全体の流れに通暁しておられる三人が整理して教えてくださっているので、臨床家は座標軸を持ったような落ち着きを得る。ありがたい。今後、「認知症」「発達障害」「向精神薬」「リエゾン精神医学」「心身症」などを取り上げてくださると助かる。その際、この一冊目に盛られたロマンに賛同し、友情と競い合いの姿勢を共有する「同志」を選んでほしい。スタート時の品位を維持し、他のシリーズとの差別化を確立する上に不可欠である。分担執筆ではなく、各著者のモノグラフの集合という雰囲気が評者の思い描く期待像である。

ところで、現場の実情から若干の注文や苦言を語るのは老人の役柄である。書評の場を借りて少しばかり語ろう。わたくしの外来には、「誤診」「誤治療」と思いたくなる新患が毎日のようにあり、しかも年々増えているような気がする。治療の変更による状態の改善から見て、わたくしの思い込みや固執だけではないようである。「統合失調症として治療されてきた双極性障害」「うつ病として治療されていた亜急性脳炎」「精神発作として治療されて薬の副作用でフラフラになっているフラッシュバックの人」「急性ストレス障害と見なされていた硬膜下血腫」などである。しかもいずれの元診断もDSM−Ⅳのクライテリアを見事に満たしているのである。精神疾患を脳疾患として理解する根拠が確立するに従って、古い精神科臨床で脳疾患と見なしてきた疾病が見落とされがちになるのは、皮肉だといって済ますわけにはいかないだろう。錯覚かもしれないが、DSMが流行るにつれて誤診が増え、EBMが叫ばれるようになって的外れの治療が多くなり、アルゴリズムが導入されると誤治療の修正が困難になっているようにみえる。

最近、西垣通著「ウェブ社会をどう生きるか」(岩波新書)を読んで、教えられるところが多かった。それによると生命には「暗黙知」とも呼ぶべき情報界があり自発性を特徴としている、その情報界を育てるのは動物にも共通する「しみ込み型」の教育であり、言語に由来する「教え込み型」の教育では、「規範化作用」により暗黙知の自発性が圧殺されて、文脈を読めない知能ができあがるらしい。といって、今日の言語情報の豊かさと利点も捨てがたい。せめても、このシリーズに、脳における情報処理と学習についての最新の知見を語れる研究者、に参加してもらったらどうだろうか。おそらく精神科医ではないだろうが、若い人が多いだろうから、友情と競い合いの場を共有することのできる研究者はかえって見いだしやすいようにも思う。シリーズの発足に感謝し発展を

願います。（初出「臨床精神医学」三六（一〇）、一三二九〜一三三〇頁、二〇〇七）

追想　「確立」は妄想と似た作用をもつ。操作性の診断カテゴリーにすぎないDSMや、現状での趨勢を反映しているにすぎないEBMやアルゴリズムが「確立」と誤解されることで、今日の治療現場の悲惨がもたらされている。

＊　＊

『「現場からの治療論」という物語』追補

神田橋條治著、岩崎学術出版社、二〇〇六

「精神分析研究」誌に、松木邦裕先生が書評を書いてくださった。わたくしの論の構築を丹念に読み進んでくださった濃い内容の書評で、嬉しい。書評の中で一点の指摘を頂戴した。精神分析治療の中心のテーマとなる「性愛」についての論及がなされていないとの指摘である。的確な指摘である。わたくしは、ファントム（コトバ文化）の暴虐と支配への呪詛の気分に捕らえられていて、ファントムの側の手こずりに目を向けていなかった。先生の指摘に応えて、若干の追補を行う。

自由自在なファントムの支配の対象は二種。その一つはからだを含めた外界、いま一つは他のファントムである。からだを含めた外界に対しては、ファントムはさまざまな工夫を編み出し支配を拡大する。環境破壊や心身症は成功の例証である。いま一つの他のファントムに対しては倫理・法律・経済などのさまざまな工夫で支配拡大を図る。

だが、ファントムの支配は常に成功するわけではない。あの手この手の工夫が上手くゆかず、手こずり感が強くなると、ファントムは得意の裏業である視点の転換を用いて、自身の手こずり感を対象化する。対象化の第一段階はいつものように命名である。ファントムは自身の手こずり感に「欲」という名称を貼付することで実体化する。そして、実体化された欲に対するさまざまな対処を工夫発展させる。工夫の結実は文化である。したがって、特定の欲に対していかほど多種多様の文化が創出されているかが、ファントムの手こずり度を測る物差しとなる。

純然たる外界に対してはファントムのさまざまな工夫が支配を達成するので、欲という命名が用いられることは少ない。ファントムにとって外界の一種であるからだ世界に対しては、さすがのファントムも手こずることがある。食欲・性欲・生存欲はその代表である。食欲は純然たるからだの欲求であるので、ファントムはあまり手こずらない。したがって食欲をめぐる文化はさほど膨大ではない。それに比して性欲は難事である。

性は連続コピーによる生命情報の劣化を避ける方策として、いのちが、すなわちからだが採用した工夫だから、進化の歴史上、食欲と同等に根源的であるが、加えて、他者が参与するので事態が入り組んでくる。ヒト以外でも雌雄の別のある生物にあっては、文化と呼びたくなるような工夫が性愛の分野に限って発展している。ヒトでは、関与する他者がコトバ文化すなわち自在性を本質とする他のファントムなので事態の複雑化は止め処がない。愛というやや異質だが紛らわしい非性的な世界までもが参入することで事態はさらに混迷を深める。当然、対処としての文化もあの手この手と花開くことになり、それが人の心身に影響をおよぼす。性愛を基本テーマとする精神分析が、ファントムとからだとの葛藤を重視する学派と二つのファントム間の葛藤を重視する学派とに分かれるのは無理からぬなりゆきであるが、一方に偏したのでは実効を挙げ得ないのは当然の理である。

生存欲は性欲ほどには他のファントムが関わらないので、対処文化の多様性は少ない。だが、生命という現象そのものに関わるものなので、何より根源的であり、宗教と哲学という二大文化はこれを中心テーマとして展開する。「生を明らめ死を明らむるは、仏家一大事の因縁なり」、存続の志向と自在性の志向との、協調と葛藤の図に回帰する。かくして論はロンドとなる。

＊松木邦裕「書評：『現場からの治療論』という物語」（精神分析研究五一㈠、九六〜九七頁）を参照（初出「学術通信」八六、一一〜一二頁、二〇〇七）

追想　現象としての「心身相関」の事実は、臨床現場に溢れている。だが「心」と「身」は何を介して関わり合うのか、については論がない。ボクは「文字言語」が媒介者である、という仮説を提示することで一石を投じたつもりである。

＊　＊

『新訂増補　精神療法の第一歩』書評

成田善弘著、金剛出版、二〇〇七

もうずいぶん昔の思い出である。気のおけない集まりでの雑談の中で、河合隼雄先生が「自分ができもしないことを集めて書くと、いい本になります」とおっしゃった。ちょうど僕は処女作である『診断面接のコツ』を執筆している最中だったので、皮肉の先制パンチを食らった気分がした。ほどなく、先生の言葉が正鵠を射ていることが納得できた。技術書を書くとき、気付きが新鮮であるからテーマとして取り上げるのである。

つまり珍しい出来事である。そしてその発見を理想形として修練を続ける。僕は四半世紀を経て、ようやくあの本で述べた技術のすべてを日常臨床の中で遺漏なく行えるようになっている自分に気がつく。いまにして思えば、河合先生の言葉は皮肉ではなく、告白だったのかもしれない。

成田さんは言う「本書の初版が出版されてからすでに四半世紀以上の歳月が流れた。初版を書いたときには三九歳だった私は六六歳になった。……私は本書で提示した問題について現在も考え続けている。その意味で本書は私にとって依然として新鮮である」。

僕の処女作が四七歳なので、三九歳はちょっと癪だが、二人がほぼ同じ体験をしているらしいことを知って深い嬉しさがある。

むろん四半世紀は、若い日の理想形が血肉化するためだけの時間ではない。理想形との対話や討論の道程でもある。そこに進歩や成熟の経過がある。僕も成田さんも、新訂版で初版の文章を大きく手直しすることなく、追補を付け加えるに止めている。その一致も嬉しい。この本では一一の補注と最後に「付章　いまあらためて精神療法とは何かを考える」が加えられている。読者にはまず付章を、次に補注を読まれることをお勧めする。現症を知り、次いで来歴へと遡行するのが臨床の場での手順である。そうすると現時点での成田さんの到達が総じて常識的で平凡にさえ見えることに気付かれるであろう。それに比して初版の論述は力強く鮮烈である。成熟とは平凡風へ向かっての歩みであるとの格言が実証されている。

思えば、成田さんも僕も、当時の自身にとって新鮮でそのぶん異物である気づきであるからこそ論述できたのであって、血肉化したいまは到底あのような論述はできない。つまり、まだできもしないことを論ずるから本が書けたのである。そういえばあの集まりで、中井久夫先生が「第一級の治療者は本など書かないものです」とおっしゃったのは、的確に河合先生に呼応しておられたのだった。知る者は語らず語る者は知らず、とはこれも言い古された格言である。もっともこの格言の理想が血肉化していれば、僕は書評を書かないだろうし、そもそも河合先生の発言も中井先生の応答もなかったわけだね、成田さん。（初出「精神療法」三四(二)、二四五～二四六頁、二〇〇七）

追想　おぼろげで自信のない記憶だが、この集まりの場は村瀬先生のお宅であり、山中康裕さんや小倉清さんも同席しておられたような気がする。そうすると、これは大変な集まりだったのだなあー。

＊　＊

『治療的面接への探求1』序

増井武著、人文書院、二〇〇七

増井君は臨床の人である、かかわりの現場に身を置く人である。生身の彼と出会った人は皆知っている、彼は全身を感覚器官として場を感知し、全身で語りかける。身振りや表情だけでなく、音調も間もコミュニケーションの手段として駆使される。文章についても同じである。彼の文言は、受け手との関係の場のなかに投入される。彼の言葉がしばしば独語・呟きの様を呈するのはその故である。これは逆説ではない。整った言葉はそれ自体で屹立した主張であり宣言であり、受け取る相手を想定していない、場を無視しても成り立つ性質を帯びている。清々しさをもたらすことも多い。受け取る相手と自分とで作る場を想定して吐き出される言葉は、それ自体では完成していない。場の完成に寄与する使命を帯びているからである。真の臨床家の言葉はそうならざるを得ない。場に影響を与え受け手を変えるだけでなく、当然自分も変化する。それが臨床家の生きる姿である。清々しくなんかなるはずがない。

身を削るようにして紡ぎだした増井君の言葉が纏められた。今度は読者とのかかわりが想定されている。読者に変化をもたらすことが期待されていると言ってもよいだろう。

ただし増井君はひとつの文章を生み出すたびに、自身変化してきたはずである。最後の巻にそれぞれの文章の初出が歴史年表の形で一覧できるように纏められている。臨床家増井君の成長の歴史である。増井君と臨床的な場を作り自己の成長に役立てたいと意図する読者は、年表の順序で読み進めると、ちょうど自分の成長段階のテーマに出くわし、当時の増井君とかかわる体験をすることになろう。出会いとはそれである。生身で抱き合っても出会いにならない場合がほとんどであることは心理臨床の常識である。増井君と出会う体験をする読者の多いことを期待する。

平成一九年三月　（初出　同書）

追想　ロンドンから帰って、持って来た体験を後進に伝えたい、と張り切っていたボクが、本格的に個人スーパービジョンをひきうけた第一例が増井君である。三〇年前である。当時のボクの張り切りと破壊性については、増井君が詳述している。ボクの前意識は、いまの増井君の姿を予測し得ていたと思う。

＊　＊

『カプラン精神科薬物ハンドブック　第四版
――エビデンスに基づく向精神薬療法』書評

B・J・サドック、V・A・サドック、N・サスマン編著、山田和男・黒木俊秀・神庭重信監訳、メディカルサイエンス・インターナショナル、二〇〇七

参ったなぁ。「ハンドブック」の邦訳は「便覧・手引き」であり、原題にはご丁寧にpocketという冠までついている。臨床家はせめてこのくらいの知識は参照しながら日常臨床に携わってほしい、の意であろう。本文中に散見する文言から、著者たちがその心積もりで編さんしているのは確からしい。なのに、不勉強な老医である評者には、本書の七割が新知識である。あるいは青壮年の世代には既知の知識群なのかもしれない。自身で手にとって確かめてほしい。

本書の特筆すべきは、監訳者の一人神庭重信先生の序にあるように、有害作用と薬物相互作用についての情報が充実していることである。多忙な臨床家は自分が劇薬に類す危険物を生体に注入していることを失念しがちである。また薬物相互作用についての知識が乏しいと、増強療法 augmentation などと言い訳して、己が不明の告白のごときカクテル処方を書き散らす結末となる。評者にとっては、有害作用と薬物相互作用につい

ての記述だけでも、いささか高価な本書の定価に見合う情報である。本書はEBMに依拠して記述されている。思えば、本書を際立たせている上記二つの分野こそは、EBMが得意とするジャンルである。その点臨床家にとって、治療法選択への助言であるアルゴリズムとは対極の位置にある。対立的ではなく相補的関係である。そして、両者を連結して使いこなす技術が臨床の知である。臨床経験の少ないうちはアルゴリズムと本書の知識が直結したような構図であり、臨床経験が増えると二枚の皮に挟まれたアンコがどっさりの最中になる、とイメージしてみると臨床修練への意欲が高まるかもしれない。

次に挙げるべきは、いまだ身体的基盤が解明されていないほとんどの精神症状の治療へ、現時点で明らかとなっている薬理学的作用機序の側から肉薄したいとの熱情である。いまだ不可能な領域への挑戦であるしEBMに依拠する立場なので、言明はしばしば歯切れが悪いが、それがかえって誠実で手堅い雰囲気を生み好感をもたらす。毎日、抗幻覚作用、抗妄想作用、賦活作用、抗不安作用などの指標で薬物を選択する作業は、サプリメントを選択する素人の思考レベルと同じ水準なのだ、メカニズムや作用機序を知らないまでも、せめて知ろうとする意欲ぐらいは持っていないと、とても恥ずかしくてプロとは言えないよなぁ、と嘆いている人々への良書である。カルシウムチャンネル阻害薬、ハーブなどまで取り上げられているのは治療薬選択の幅を広げてくれる。

薬名や投与量など、米国と日本との違いについて、訳者により随時注釈が添えられている。それを含め、貴重な知識の紹介に力をはらわれた訳者みなさまにお礼申し上げます。（初出「精神医学」五〇(四)、四一一頁、二〇〇八）

追想　最初の書評（本書の二五頁）から四半世紀を経ているのに、ボクの基本姿勢はほとんど変わりがない。情けなくもあり安心でもある。

＊　＊

『精神療法の工夫と楽しみ』序

原田誠一著、金剛出版、二〇〇八

今日の精神科治療の内実を四つの層に分けて考えると便利である。第一の層は薬物を中心とする身体治療である。第二の層は治療の場の構造もしくは雰囲気である。第三は患者の生活状況への目配りである。そして第四層にイメージや言葉を用いての狭義の精神療法がある。

第一層は脳に直接に働きかける介入であり、残りの層すべての基盤である。第一層における見立てと薬物治療が的外れであると、それに乗っかっている残りの層は手も足も出ない。二層から四層までを担当するコメディカルの悲憤の主因である。ときおり、薬物を中止して精神療法だけで治癒し得た症例があるが、それとて薬物治療の基盤性を否定し得ない。もし薬物を飲み続けていたら精神療法は効果を上げ得なかったであろう、と思われる経過だからである。

第二層は場の雰囲気である。「自分は薬物治療しかしない」と言い切る医師は少なくない。その種の医師を二群に分けて考えるといい。前者は二層や三層に十分な目配りをしており、それを援助者としての常態だと考えて特に治療技術と見なしていない医師である。歳を重ねるにつれ名医・達人と呼ばれるようになる人々であり、精神科医に限らない。後者は二層や三層を意識的に無視する医師である。自分を空想上の外科医に擬している人や四層に熱中する同僚への反感に捕らえられている人である。その姿勢はパラドックスを産む。精神疾患の多くは、素因を持った脳が好ましくない場に置かれて失調しているのだから、意識的に場を無視することは、好ましくない場の新設となり、その場の中で脳への直接介入がなされることになる。三層と四層を担当するコメディカルの世界で二層が重視されるようになっている証左は、ヒア・アンド・ナウの強調の風潮である。それは常識への回帰であると見なしてもいい。

第三層は相談と助言の活動である。広義の精神療法、素人の精神療法である。この活動に従事する人々にとって第二層は当然のこと、むしろ三層の構成要素と見なされている。

最上部の第四層は最も華やかな活動である。それゆえ羨望と反感の対象となる特殊技術である。しかし多くの華やかな活動と等しく、基盤となる一、二、三、に支えられなくては十全の効果を上げ得ない活動である。脳の状態が健全でないとき、狭義の精神療法の活動範囲も効果も制約を受けるし、二層や三層を排除して行われる精神療法は至上主義の爽やかさの割には実効が少ない。しかしそれは特殊技術としての精神療法の価値を貶めるものではない。後述するごとく、基盤となる三つの層へ示唆を行うことが、狭義の精神療法のもう一つの価値だからである。巨視的にはEBMと同じ役割である。

四つの層それぞれの輪郭はあいまいである、あることが治療上望ましい。互いに隣接領域から示唆を受け折衷的であるとき実効が大きい。薬物療法ですらそうであるし、そう努めている人が、職種の如何を問わず優れた治療者となることは日常目にするとおりである。

僕は昔、大学で精神病理・精神療法の指導をしていたころ、この分野を志す人は自然科学の分野で研究活動をするようにと、後輩たちに勧めた。精神病理・精神療法への興味から入り専一になった人はしばしば偏狭になりやすく、僕自身ある時期そうであったとの悔悟に由来する助言であった。助言を受け入れた後輩は例外なく優れた臨床医となっている。

原田誠一さんは僕の後輩ではなく、大学を去ってからお近づきになった若い友人である。そして、僕が思い描く最良の臨床医修練過程を辿ってすばらしい治療者となっておられるのが無性に嬉しい。原田さんは神経生理や睡眠の研究、とくにナルコレプシーの研究からスタートされ多くの業績を残されたが、臨床現場ことに治療への関心黙《もだ》し難く、紆余曲折の末オフィスを開くにいたった。その紆余曲折の道程で生み出された臨床知の集積記録が本書である。原田さんは統合失調症の認知行動療法の専門家、すなわち第四層の術者として巷間知られているが、本書を一覧されると、常に第一層から四層までに目配りし続けている、せずにはいられない臨床家であることがわかる。当然視点は折衷的となる。僕は認知行動療法に不案内であるが、彼が認知療法を自家薬籠中のものとするに当たって、折衷化操作をしているはずであり、その程度は認知行動療法至上主義の人々が眉を顰めるほどであろうと想像する。

自身もそう語っているように、原田さんは一層・二層・三層の担当者である。三つの層が見事にリエゾンしている。加えて第四層のさまざまな流派からの示唆を貪欲に導入している。まじめでありながらユーモアを忘れず、生き生きと折衷の活動を舞っている。読者は泉のごとき知恵を得、シャープな機知に揺さぶられるだけでなく、嬉々とした彼の活動から癒しの気をもらうことになろう。「工夫と楽しみ」題して妙なり。（初出　同書）

追想　ちょうど、「わからずや」の精神科医との協同作業で、苦労しているコメディカルの方々、の愚痴を聴くことが多くなっていてこの文章の基調となった。以来今日まで、事態は悪化の一途をたどっている。「医学栄えて医療亡ぶ」が因である。

＊　＊

『ミルトン・エリクソン書簡集』日本語版まえがき
ジェフリー・K・ザイク、ブレント・B・ギアリー編、田中由美子訳、二瓶社、二〇〇八

論理は嫌いである。論理には直線の味がある。直線は自然界を拒絶し分断する。「鎌倉や、御仏なれど釈迦牟尼は、美男におわす、夏木立かな」の歌が好きになれなかった。「……なれど」が論理のことばなので、拒否反応が起こったのである。「鎌倉や、美男大

仏、夏木立」と改作して、悦に入っていた。しばらくして気づいた。元歌では、大仏を見上げて「あら、いい男ね」と思い、すぐに「まあ、わたしって罰当たりだわ、仏さまなのに、ゴメンナサイ」くすっと肩をすくめ、右手の日傘を左に持ち替え、襟元の汗を布巾で拭いながら、涼しげな夏木立に視線を移す、与謝野晶子の夏衣姿が浮かんでくる。改作では、人けが少なくなり静かな、一枚の絵柄が湧くだけである。元歌では、論理のことばが「喚起」の作用をしている。

論理のことばを、「喚起」の手段として用いる典型は、メタファーである。それは洋の東西を問わない。だが、日本語の言い回しでは、論理みたいなことば遣いに、微妙で複雑な働きかけを含める用法がある。晶子の歌はその用例である。日本語が論述に向かないと言われるのはそれゆえである。他方、英語圏に留学した心理治療者がしばしば、彼の地の心理療法の実態を「粗い」と感じたり、逆に、彼の地の心理療法に習熟して帰国した人の治療が「素っ気ない」と評されるのも同じ理由からである。

ひとは論理で考え、感じているわけではない。少なくとも、表出された論理がこころに湧いた原初の思考ではない。表出されたものが論理の形をとっていればいるほど、それは原初に湧いた思考を取りまとめた形である。ミルトン・H・エリクソンはひとの論理から原初に湧いた思考や想念を読み取り、それに働きかけて動きを起こすべく、論理のことばの形で、相手のことばの楽屋内へ思考や想念を送り込む。起こった動きは当然、言語・非言語の総合物の形で表出されるが、ここでもおそらくミルトン・H・エリクソンは、表出された言動の楽屋内に注意を凝らす。そのさい、自身の内側に湧いた想念を手がかりにするのであろう。「小話」の活用も同じ姿勢から繰り出される。催眠と覚醒状態とを連続した世界として関わる方法とはそのようなものであろう。臨床現場におけるミルトン・H・エリクソンのこの姿勢をわが身のものとすることなく、理論的に解説された「操作」や「催眠技法」を使おうとしても、ギクシャクするばかりであろう。

関わりの「姿勢」は言語化になじまない。学ぶには実地に関わるか陪席しかない。映像が次善の策である。いまひとつ、書簡集という分野があることは気がつかなかった。この往復書簡の中に頻出する論理風の文言の楽屋内を想像しながら、ミルトン・H・エリクソンが何を想像し、どの方向を目指して論理のことばを送り出しているか、を想像しながら読み進むと、想像の中の彼の想定と、純粋にわたくし自身の連想とが絡み合って、脳が苦しいほどに忙しくなる。読者各自の楽屋内次第で、無限の「喚起」の可能性がある。

ことばに複数の仕事をさせるミルトン・H・エリクソンの邦訳は難事である。しかし、日本語はあいまい性・自在性に優れているから、逆の翻訳よりも有利であろう。それに、訳者の田中由美子さんは、すでに『アンコモンセラピー』（二瓶社、二〇〇一年刊）の邦訳に参加されており、自身も臨床家であるので、エリクソンの世界に肉薄しようと努めてこられた人である。訳注の「……訳者の文才では注とカッコで説明するしかありません」との文章に自負が表われている。まさか「役者の分際」の駄洒落じゃないよね。

催眠に関心のない、臨床家にこそ読んでもらいたいと思う。臨床の要は働きかけにはなく、「目と・耳と・思考と・たましい」とを使った観察にある。それを「理解」と言い換えてもよい。（初出　同書）

追想　出版物の洪水のせいで、本は読み捨てられるようになった。速読という奇芸まであらわれた。この本などは、流し読みするのと空想しながら読み込むのとでは、豊かさに天地の差が出る。

＊　＊

『精神医学対話』書評

松下正明・加藤敏・神庭重信編、弘文堂、二〇〇八

一〇三八ページと分厚く値段もそれなりに高価であるこの本が、売れてほしいし広く読まれてほしい。推奨の第一点は、この一冊に臨床家にとって必要な、最新の知識を網羅していることである。目次を挙げておこう。第一部症候論として、1妄想、2幻覚、3自我障害・陰性症状、4せん妄、5うつ状態、6躁状態、7認知症、8不安、9強迫、10自殺、11攻撃性、12睡眠障害、の項目が取り上げられ、続けて第二部疾病論として、1統合失調症、2気分障害、3アルツハイマー型認知症、4血管性認知症、5前頭葉型認知症、6解離性（転換性）障害（ヒステリー）、7疼痛性障害、8ストレス障害（PTSD含む）、9不安障害、10摂食障害、11境界性パーソナリティ障害、12薬物依存、13アルコール依存、14神経衰弱、15自閉症（カナー・タイプ）、16アスペルガー症候群、17AD／HD（注意欠陥多動性障害）、18てんかん、が取り上げられている。いずれも臨床現場にいる者にとって必須の知識領域である。昼間の診療に登場して気になっている症例について、夕食後、関連項目に目を通すことは、格好の生涯学習になるであろう。

推奨の第二点は、表題に示されている「対話」である。「精神医学に限らずすべての

自然科学や社会科学は……専門領域相互の対話によって統合されることになろう」と言い、「対話の本質は、対話者のみならず、対話に聞き入る多くの第三者をも巻き込むことにある」との編者の意図には、対話を失った精神医療への危機意識と、新たな展開をめざすたくらみとがある。その意図の下に、上記三〇の項目それぞれに、臨床畑からと研究畑からの論者を充て、さらに二人が互いに相手の論文にコメントを加えるという構成をとっている。対話である。大きな項目には三人の論者が充てられているので、総計六〇人を超える執筆者である。これほどの数のエキスパートが企画に賛同してくださったことが嬉しい。個々の論文の内容は高度であり、門外漢には歯のたたない部分も少なくないが、相手方へのコメントが期せずして案内の機能をしてくれるので、互いのコメントをまず読んで焦点をつかんでから本文を読むのが便利である。その読み方をすると、読者はあらかじめ対話の参加者となり、参加者として本文に取り掛かる気分となる。編者のたくらみに乗せられたわけであり、心地よい。

書評の役割上、批判あるいは批評的なことも少しばかり述べておこう。まず驚いたのは、治療や治療戦略についての言及が際立って少ないことである。臨床畑の担当者ですら、論述のほとんどは、臨床場面で得られた知見についての考察であり、治療法について論じている人は片手で数えるほどである。はじめ評者は落胆したが、気を取り直して、次のように考えてみることにした。

治療はその性質上、丸ごとの心身を取り扱うのであり、「手術は成功したが患者は死んだ」では具合が悪い。部分を切り取って因果図式で処理する研究との本質的な違いである。言い換えると、治療は生体という複雑系を取り扱う。さらに言えば、生体を取り巻く状況、何より、治療者もその構成要素である「治療関係」という大きな複雑系のなかで治療は生起するのであるから、治療は、ことに精神科治療は、とうてい、アルゴリズムなどで標準化できるはずがない。将来「精神治療対話」なる、同じような意図の選集を編もうとしても、不可能であるに違いない。あるいは、魅力あふれる「職人衆対話」となり、とうてい学問とは言えない選集になるだろう。

ここまで連想してきて、気づきがあった。論者の全員は研究一筋ではなく、臨床もしている方々である。論文を書かれるときは、臨床現場とはずいぶん異なった物言いや態度をとられるだろうが、対話の一環であるコメントの文章作法は、臨床現場の物言いや着眼と似通っているのではないか。そう思って改めてコメントを見直すと、姿勢・作法・言葉など、各人各様・千変万化である。そこには好みによる差異はあっても、優劣の差異はなく、かえってその論者が臨床現場で相手に向けて発しているコミュニケーションの様態を窺うことができ、微笑ましく飽きない。

さらに、いま一つの気づきは、すでにその不毛性が顕わになりつつあるEBMに替わるのはNBMではなく、本書が意図せずに提唱している、対話（dialogue）に根ざしたDBMなのではないかとの連想である。

ともあれ、わが国の精神医学の現況を俯瞰でき、自分の属している業界への愛着を増してくれる数少ない書籍の出版を、喜びをこめて感謝します。（初出「臨床精神医学」三八㈠、九九〜一〇〇頁、二〇〇九）

追想　精神医学への危機意識、がこの本の発想の源流だろう。それは医学の危機の一部であり、ひいては、人間の営為の危機、そして地球の危機に及ぶ、フラクタルの構造の中にある。世紀末の危機などとは比べようもない、切実な危機意識である。

＊　＊

『双極性障害――躁うつ病への対処と治療』書評

加藤忠史著、筑摩書房、二〇〇九

「二足の草鞋」という描写がピッタリなのは大学医学部の現状である。最先端の研究業績が専ら評価されるので、臨床は別の草鞋になってしまう。教授になると管理の仕事まで加わる。教授の場合はそれでもいいのだが、風潮は門下に浸透し、大学での研究体験が臨床の技術と乖離している医師が輩出している。医療崩壊の一因である。

加藤先生は双極性障害の治療の現場で奮闘し、工夫を続けておられる。そして双極性障害の病態解明の最先端の研究者である。二つの世界が一体である。第一人者と呼ばれるに相応しい存在、近年出くわすことの少なくなった、「絶滅危機種」である。加えて、先生は啓蒙活動にも精力的に取り組まれており、インターネットで先生の名前で検索すると、膨大な情報を目にすることができる。そして、これもまた一体の世界である。

啓蒙の活動を一冊に纏めたのが本書である。「百科全書の一項目」を意図したとあとがきにあるが、なにせ先生の嚢（脳）中にある膨大・多彩な情報を、誠実にしかもコンパクトに詰め込んであるので、決して滑らかに読み進めない。ゆっくりと百科全書を咀嚼するように読んでほしい。この書評では種々の読者層ごとにお勧めの読み方をしめすことにする。

加藤先生が想定している第一の読者は、患者と周囲の人である。その方々は、二四〇ページからの質疑応答を読み、ついで、一六八ページの講演を最初から読み、難しくなったらそこで止めて、本の冒頭にとりかかるのがよい。医療職で精神疾患と関わりの少ない方々にもこの読み方がよい。

精神科医とその周辺の職種の方々には、必読の書である。一六八ページの講演から読み始め、最後まで読んで、本の冒頭に移るのがよい。精神科医は自分が行っている診断や治療が最新の標準に対してどのような位置にあるかを知る機会である。例えば評者は自身の経験から見積もり、リチウムが有効な人が六〇％、バルプロサンが有効な人が二〇％、カルバマゼピンが有効な人が一〇％、クロンゼパムが有効な人が五％、残りの五％はわからない、また、発達障害を基盤に持つ人は双極性障害を発症しやすく治りにくいなど、常々発言している。今回、いずれもエビデンスがないことがわかったので、「これはエビデンスは確立していない個人的見解だ」と前置きして発言することにした。また、入り乱れている診断分類の現状と背景について、簡明に解説してもらったのでスッキリした。診断書を書く際の戸惑いが少なくなった。

評者が是非とお勧めしたい読者がある。現在治療がうまくいっていない患者とその周囲の人である。その方々の現在の診断名は、双極性障害、うつ病、統合失調症、人格障害、その他いろいろであろうが、その方々はまず、一二四ページの症例を読んでほしい。そして、何か自分の体験にピンとくるところがあったら、関連する記述を本のあちこちから拾い読みしてほしい。見落とされたり、誤診されたり、誤治療されている双極性障害は山ほどある、とエビデンスはないままに評者は確信している。本書は手近なセカンドオピニオンとして役立つ。

最後に、精神疾患とは縁のない、ただ知的な関心だけの読者もあるかもしれない。その方々には、著者の研究の中心であるミトコンドリアを標的にした研究の成果や楽屋話がエキサイティングであろう。

あとがきを読んで呆れてしまった。本書の前半部分は一週間で書き上げたのだと。この短い書評だって、数日かかっているのに。やはり、そんな稀有な脳でなきゃ、二足の草鞋にならずに、濃密な統合された知的世界を生きるなんてできないわなぁ。(初出「こころの科学」一四四、一二六頁、二〇〇九)

追想　加藤忠史先生は憧れの人であった。うつ病学会ではじめてお会いできて嬉しかった。ボクの推測は的中していた。先生のいまの問題意識を維持しながら、わが国の精神医学・医療を導いてください。

＊　＊

『精神症状の把握と理解――精神医学の知と技』書評

原田憲一著、中山書店、二〇〇八

時を越えて読み継がれ導きの役をなす書籍を「古典」と呼ぶ。初版の時点ですでにその位置を約束される著作が稀にある。

待望久しい、原田憲一先生による「症候学」を手にした。嬉しい。症候学は精神医学という文化の始原であり基盤である。症候学がなければ精神医学はなく、症候学が揺らげば精神医学も不安定になる。昨今の様相の一因である。症候学の作業とは精神現象を「認識」して「記述」することであるが、両者は互いに影響しあうので、作業は錯綜する。言葉が参与するからである。あらかじめ輪郭定かに存在する事物を拾い集めて命名する作業ではなく、濃淡と流動（？）が本質である現象界を、言葉で切り分けて取り出す作業だからである。その作業は古人により営々と続けられてきている。それをまず押さえておかねばならない。文化の継承である。そのうえで、現在の精神医学の暗黙の要請を読み取り、さらには、自身の体験との整合性に照らしながら、新たな認識と記述とを組み立てねばならない。当然そこには、未来への視点も必要である。加えて、原田先生の論述には、論を組み立て視点を選択してゆく自己の作業それ自体への客観視がある。その姿勢に馴染む言葉は「真理への愛」である。探求の熱情と自己抑制である。評者が先生に「症候学」を懇願した理由である。

びっくりした。三五ページに「まわりの人のことが気になりますか?」「どんな風に?」が愛用の質問としてあげられていたからである。桜井図南男先生愛用の質問とまったく同じだ。で、気がついた。評者の原田先生への敬愛には、桜井先生への追慕の転移が含まれていると。恩師も、探求の熱情と自己抑制の人であったし、自己省察の人であった。だが、自己の技術を客体化する作業をなさらなかった。それゆえ、名人の位置に留まられた。桜井先生が本を書いてくださらなかった訳も、評者の原田先生への懇願の執拗さの謎も解けた。先生は自身の作業を客体化して読者に提示してくださっている。おそらく、先生の誠実さの現れであり、「真理への愛」の延長なのだろうが。この姿勢のせいで、「記述現象学」を自覚される先生の世界が「フッサール現象学」へも開かれている。さらに、先生の誠実さは語られる言葉の一つひとつに重みと背景とを含ませる、あるいは匂わせる。

本書は、中山書店の「精神医学の知と技」というシリーズの第一巻である。圧巻なる嚆矢であり、続く人々の苦労が思いやられる。「知と技」のキーワードで少し遊んでみよう。先生は「成因論には本書では立ち入らない」と再三ことわり「しかし残念ながら本書では、妄想の成因論には立ち入らず、その症状学に視点を限定する」とまで言われる。その言葉に、成因論について熟考してきた、と読者に知の世界の入り口を指し示す意図が匂う。また「的確に認知し」「鋭敏にキャッチし」「適切に判定したいのだが」などの、通常おざなりの慣用句である文言が、先生の場合そうなされていない現状への怒りと技の練磨への要請と読めてしまう。先生は「技法化してはいけない、……必要なのは…自分の面接のあり方を自覚することである」と言われる。そして「面接者の真摯さや人間的包容力」を強調され、「『わかるはずがない』『もうわかっている』という両極端の考えが最も悪い」と言われる。桜井先生に叱られたときの思い出が甦る。

ともあれ、「内村の基本問題」「臺《うてな》の思想」に加えて「原田の症候学」を得た。折々にこの三冊を読んでおけば、知的な空間座標を保持することができ、流行に翻弄されることを免れる。残念ながら内村の名著は古書としてしか入手できない。再刊を切望する。

内村祐之　『精神医学の基本問題』　一九七二　医学書院

臺　弘　『精神医学の思想』　二〇〇六　創造出版

（初出「こころの科学」一四五、一〇八頁、二〇〇九）

追想　原田先生の診察に陪席させていただいたことがあった。面接の場で、歪みない（の少ない）データを収集しようとする、意図と技術と配慮とに魅了された。ボクは面接の実像を見て、その臨床家の文言の価値を量る。独断と偏見である。

＊　＊

『精神科セカンドオピニオン――正しい診断と処方を求めて』書評

誤診・誤処方を受けた患者とその家族たち、笠陽一郎編著、シーニュ、二〇〇八

過激な本です。精神科での診断技術と薬物療法技術の劣悪を糾弾する書です。過激な文言は過激な反応を生むものですから、精神科医の側に嫌悪・反論・拒否、最悪の場合は無視という過激な反応を引き起こしかねない本です。だけどこころを鎮めて考えますと、この本の過激さは精神医療被害の過激さへの真っ当な反応に過ぎないのです。

この本は二つのウェブサイトの出会いから生まれました。ひとつはずさんな精神医療のせいで家族を失った人が開設した「精神科セカンドオピニオン」というウェブサイト

であり、いまひとつは稀有な熱血漢、笠陽一郎医師の開設している「毒舌セカンドオピニオン」というウェブサイトです。ともにインターネットで読むことができます。前者には、自分の受けている精神科医療に希望をもてなくなっている患者が、すでに一〇〇〇名以上も書き込みをしているそうです。そのなかの、セカンドオピニオンで救われた二八人と家族が、みずからの体験と思いを率直に開示しています。当事者の赤裸々な体験記述と想いのたけは、痛みなくしては読めない切なさがあります。セカンドオピニオンを必要とする患者は、少なく見積もっても、国内に、万の単位で数えられそうです。自分も同じような誤診・誤処方をしていそうだと思い、ページを閉じたくなります。無視したくなります。

下手糞な治療から救出された患者の体験記が要ですが、笠陽一郎医師による患者と家族のための啓蒙講義が添付されています。「誤診パターン」の分類表は痛快です。「処方セオリーと診断メモ」は過激で挑発的です。この挑発にのって反論を試みると、自分自身の臨床セオリーのお粗末さが自覚される仕掛けになっています。「精神医療の荒廃――医療信仰・薬信仰から脱しよう！」と「セカンドオピニオン実例集」が最も過激です。精神科医からの嫌悪反応と反発が期待される刺激文言集です。

笠医師は熱血漢ですから、悲しみ・怒り・身を震わせて過激になっておられます。こんなお粗末な医療になったのはどうしてなのだ、「責任者、出て来い！」との心境に見受けます。その思いに煽られて、評者も過激な連想をしてみました。①精神科の診断名にはさしたる根拠はありません。現象形、ひらたく言うと見かけでつけている分類です。経過の観察や治療への反応で確かさが加えられます。ことに「統合失調症」という病名には確たる証拠がありませんし、本質としていくつかの「病」のとりあえずの寄せ集めであり、「変だけどよくわからない」に毛が生えた程度の確かさなのです。本書に登場する誤診例の圧倒的多数が「統合失調症」と誤診されているのは、当然なのです。よくわからないので屑籠に入れたのですが、患者や家族はそのことを知りませんし、当の精神科医も失念して診断が確定したと思い込んじゃったのです。②症状や徴候の発生由来を推測するのは主観に基づく非科学的な作業だから禁止する、というトレーニングと、その症状や徴候を消し去ることが「治療」であるという「臭いものに蓋」式の治療概念。③化学薬品は生体にとって異物であり、本質として有害物であり、脳の病的機能だけを抑制したり賦活したりする、なんて都合のよい薬品なんかありゃしない、という常識の欠如。などが悲劇を生んでいるのでしょう。

本書には過激でない柔らかな、染み込んでくる文章もあります。「セカンドオピニオン実現への道——主治医といかに協働するか」これは、精神科医との面接のコツ、患者側からみた精神科医の精神構造です。よい関係を築き、精神科医のプライドを傷つけないように留意しながらプレッシャーを掛けるテクニック、転院のやり方、等々。一読して、冷汗・赤面の限りです。専門家必読です。

思えば、双方向性だけが事態の劣化からの救いの道です。マニュアルやEBMやDSMとわれわれ精神科医との関係も、緊張を保った双方向性でありたいものです。（初出「こころの科学」一四三、一一四頁、二〇〇九）

追想　この過激な本が、多くの支持を得たせいで、続編の出版の企画が進行中であると聞く。嬉しい。今日の精神医療の悲惨は、その昔の学会改革運動ていどの過激さでは、出口を見出せない、世界規模の危機状況である、と感じる。患者・家族を含めた、百家争鳴が必要であり、本書はその先駆けである。

＊　＊

『ウィニコットとの精神分析の記録——精神病水準の不安と庇護』再版へ添えて

マーガレット・I・リトル著、神田橋條治訳、岩崎学術出版社、二〇〇九

訳者あとがきに語っているいきさつで、僕はこの本を訳しました。隅々まで愛着込めて訳しました。内容がリトルさんのウィニコットへの愛着に溢れているので、僕の愛着とが溶け合って、情感を搾り出すような訳文となりました。句読点が多すぎる訳文の文体は、読みづらいかもしれませんが、写真にある老いたリトルさんの息遣いを示しえていると感じて、僕は気に入っています。

想いをこめた訳書だったので、あまり売れなかったのは悲しいことでした。在庫切れのまま消えてしまうのだろう。理論や技法を表立って提示していない内容だから仕方ない、とあきらめていました。ところが最近、欲しいとおっしゃる声をあちこちで聞くようになりました。治療現場の実像を知ることで理論と行為との連関を把握したい、との実務家の要望の深まり、つまりわが国における精神療法の成熟、に由来するのであろうと思い嬉しい心地です。

少しでも値段の安いものにしたいので、ソフトカバーにしてもらいました。また、表題と副題とを入れ替えました。上に述べたような本書の現時点での役割を考えての変更

なのです。それ以外には訳文の内容もまったく変更ありません。初版をお持ちの方がうっかりして購入されることのないようにお願いします。
これは熱っぽい危険な治療実践の記録です。だけど、スッキリした治療技法の底に、このような熱っぽいかかわりが潜んでいる、二つは矛盾なく両立する、いや、二つが互いに支え合ってこそ実効を発揮するのだ。老いを加えるにしたがい、そう確信するようになっています。

二〇〇九年新春　（初出　同書）

追想　改訳しているわけでもないただの再版への添え文が、本書の末尾に置かれるのは、まことに老人の出版物にふさわしい。巧まずして、しゃれた構成になった、と少し嬉しい。

あとがき

ごちゃごちゃと、吐き散らしたものを、我慢して読んでくださいまして、ありがとうございます。みなさま、お体大切におすごしくださいますよう。

二〇〇九年秋

神田橋條治

神田橋　條治（かんだばし　じょうじ）

鹿児島県生まれ。一九六一年に九州大学医学部を卒業後、一九八四年まで同大学医学部精神神経科、精神分析療法専攻。一九七一年から一年間、モーズレー病院ならびにタビストックに留学。精神科医。現在、伊敷病院に勤務（非常勤）。著書に『精神科診断面接のコツ』『同・追補』、『精神療法面接のコツ』、『精神科養生のコツ』『同・改訂』のコツ三部作をはじめとし、『発想の航跡』『発想の航跡2』『「現場からの治療論」という物語』（いずれも岩崎学術出版社）、『異常心理学講座9巻　精神療法――神経症』（みすず書房）、『治療のこころ1～8、10～15』『対話精神療法の初心者への手引き』（いずれも花クリニック神田橋研究会）、『ちばの集い（一～三）』（ちば心理教育研究所）、『対談　精神科における養生と薬物』（診療新社）、『不確かさの中を』『スクールカウンセリングモデル100例』（いずれも共著、創元社）ほか多数。訳書に『精神分裂病の精神分析』（H・スポトニッツ、共訳）、『想像と現実』（C・ライクロフト、共訳）、『自由連想』（A・クリス、共訳）、『精神病水準の不安と庇護』（M・I・リトル）『原初なる一を求めて』（M・I・リトル、共訳）など、いずれも岩崎学術出版社。『転移分析』（M・M・ギル、共訳）金剛出版、ほか。

「本《ほん》」を遊《あそ》ぶ——神田橋條治書評集

二〇〇九年九月二〇日　第一版第一刷発行

著　者　神田橋條治

発行者　矢部敬一

発行所　株式会社　創元社

〈本　社〉〒五四一―〇〇四七
大阪市中央区淡路町四―三―六
電話（〇六）六二三一―九〇一〇㈹

〈東京支店〉〒一六二―〇八二五
東京都新宿区神楽坂四―三　煉瓦塔ビル
電話（〇三）三二六九―一〇五一㈹

〈ホームページ〉http://www.sogensha.co.jp/

印刷所　太洋社　製本　大光製本所

ISBN978-4-422-11427-9 C1011